MANUEL

D'HYDROTHÉRAPIE

A L'USAGE DES GENS DU MONDE.

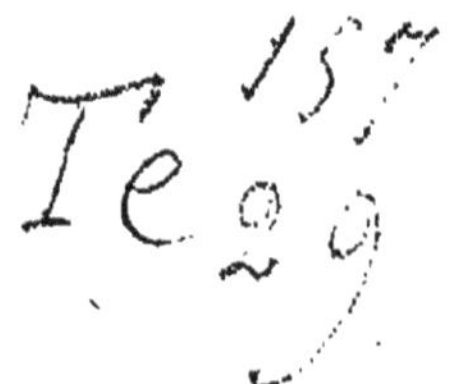

MANUEL
D'HYDROTHÉRAPIE

A L'USAGE DES GENS DU MONDE

HISTOIRE, MÉTHODE ;

MALADIES AUXQUELLES S'APPLIQUE L'HYDROTHÉRAPIE RATIONNELLE ;

CLINIQUE DE L'ÉTABLISSEMENT HYDROTHÉRAPIQUE DU BOUSCAT,

OU

HISTOIRE DES CAS LES PLUS REMARQUABLES QUI SE SONT PRÉSENTÉS A NOTRE OBSERVATION DU 1er OCTOBRE 1857 AU 1er OCTOBRE 1858 ;

Par ALFRED COURCELLE-DUVIGNAUD,

Fondateur et Directeur de l'Établissement hydrothérapique du Bouscat, près Bordeaux.

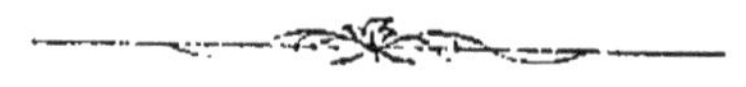

BORDEAUX

CHEZ LES PRINCIPAUX LIBRAIRES

OU

ALLÉES DE TOURNY, 56,

au Cabinet de Consultations de l'Établissement hydrothérapique du Bouscat.

1858

A MON AMI LE Dr GUILLEMARD,

Officier de la Légion d'Honneur,

ex-Chirurgien en chef de l'Hôpital militaire de Bordeaux,

Médecin consultant de l'Établissement hydrothérapique

du Bouscat.

AU CORPS MÉDICAL DE BORDEAUX.

Dès sa fondation, j'ai placé l'Établissement hydrothérapique du Bouscat sous votre haute protection, et vos sympathies ne m'ont pas fait défaut. Qu'il me soit permis, Messieurs, de vous adresser ici le témoignage public de ma sincère reconnaissance.

A. D.

Il est probable que l'eau froide fut employée pour combattre les premières souffrances qui assaillirent nos premiers pères ; elle est à peu près le seul remède, avec la diète, auquel les animaux aient recours.

(Dr BALDOU, *Instr. sur l'Hydrothérapie.*)

C'est, assurément, aujourd'hui, un des sujets de thérapeutique les plus intéressants que l'hydrothérapie. On ne peut douter qu'elle ne soit un moyen puissant, et on doit reconnaître aussi qu'il est peu de médications applicables à un plus grand nombre de cas divers.

(Dr VALLEIX, *Bulletin général thérapeutique*; Paris, 1858.)

PRÉFACE

Depuis plusieurs années, une heureuse révolution semble s'accomplir dans les pratiques médicales. Au premier rang, dans l'arsenal thérapeutique, nous voyons placer aujourd'hui l'observation plus étendue des lois de l'hygiène, l'emploi presque exclusif des traitements externes, des dérivatifs à la peau, les bains de mer, les eaux minérales, l'électricité, et surtout les applications hydrothérapiques.

L'hydrothérapie, en effet, par son action directe sur la peau, et médiatement sur toutes les autres fonctions de l'économie, a pris en médecine une place tellement importante, qu'il n'est pas une autre médication qui puisse être appliquée à un aussi grand nombre de maladies. Cette idée, d'ailleurs, a déjà été exprimée par un praticien dont les paroles font autorité.

Valleix a dit[1] : « C'est assurément aujourd'hui un des sujets de thérapeutique les plus intéressants que l'hydrothérapie. On ne peut douter qu'elle ne soit un moyen puissant, et on doit reconnaître aussi qu'il est peu de médications applicables à un plus grand nombre de cas divers. »

De tous temps, l'eau froide, cet élément principal de l'hydrothérapie, a joué, en médecine comme en chirurgie, un rôle très-important. Il nous sera permis, d'ailleurs, d'en juger dans la partie historique de cet ouvrage. Mais, de même que tous les autres grands moyens médicaux, l'eau a eu ses moments de faveur et d'abandon. Elle était presque délaissée à l'époque où des faits d'une importance remarquable, s'accomplissant dans un coin ignoré de la Silésie autrichienne, entre les mains d'un simple paysan, vinrent de nouveau attirer sur elle l'attention du public.

Mais lorsque l'hydrothérapie voulut sortir de son berceau de Græfenberg pour se présenter au monde médical, après avoir été acclamée annuellement par plus de quinze cents malades, la science lui fit dédaigneusement fermer

[1] Valleix, *Bulletin général de thérapeutique*. Paris, 1848.

la porte de ses sanctuaires. Cette espèce d'excommunication était motivée sur ses prétentions exagérées, son humorisme grossier, son empirisme aveugle, et surtout sur ses insultes méprisantes pour des traditions séculaires. La patrie de Mesmer et d'Hahnemann avait donné déjà tant de sujets de déception, qu'on crut ne voir dans l'hydrothérapie qu'un nouvel enfantement de la rêverie allemande.

Mais, autour des chaires et des tribunes, on pensa que cette espèce d'excommunication était un peu trop précipitée peut-être ; que la nouvelle médication demandait des études sérieuses ; on se mit à l'œuvre. Des médecins, recommandables par leur position et leurs travaux scientifiques, ont étudié l'hydrothérapie, et lui ont donné, en thérapeutique, une place unique dont il sera désormais impossible de l'expulser.

Depuis dix ans, une immense révolution s'est donc accomplie au profit de la méthode ; l'hydrothérapie, d'abord pourchassée, puis imposée aux médecins par les malades, s'est vu octroyer depuis peu les faveurs de l'Académie, « cette sévère gardienne du dépôt de la science, cette douanière intraitable vis-à-vis des importations douteuses, sourde à l'homœopathie, au magnétisme, à tous les arcanes qui éclosent chaque matin dans le champ de la presse[1]. »

Les médecins ont analysé et compris ces effets de l'eau méthodiquement employée. Ils ont pu se convaincre que, si les résultats obtenus sont si importants, c'est qu'au moyen d'un seul agent, l'eau froide, on peut obtenir à son gré deux phénomènes physiologiques fondamentaux, qui dominent toute thérapeutique, à savoir : l'excitation d'une part, la sédation de l'autre. Supposez alors qu'il soit possible de les susciter ensemble ou séparément sur telle ou telle autre partie du corps, suivant les indications, et vous aurez la clef des miracles hydrothérapiques.

La médication hydrothérapique est, sans contredit, dans certains cas, la plus puissante de toutes les méthodes thérapeutiques, puisqu'elle produit d'heureux résultats là où ont échoué le plus souvent les autres modes de traitement. Elle est le grand remède de toutes les affections chroniques, le désespoir de la médecine jusqu'à ce jour. En outre, elle peut remplacer le plus souvent, et cela avec une supériorité

[1] Dr Roubaud.

incontestable, les bains de mer, les eaux minérales de Vichy, Baréges, Bagnères, Luchon, etc., etc. C'est là ce qui explique l'enthousiasme avec lequel, au profit de la science et de l'humanité, les médecins de tous les pays commencent à imiter ce que le génie brut, mais incontestablement médical, du paysan silésien Priessnitz a pu créer de bon.

Des établissements hydrothérapiques s'élèvent de toutes parts en Allemagne, en Angleterre; et le temps n'est pas éloigné, je l'espère du moins, où chaque ville, en France, sera dotée d'une succursale de Græfenberg.

En fondant, au mois d'octobre dernier, aux portes de Bordeaux, cette seconde capitale de la France, un établissement hydrothérapique à l'instar de Paris, je n'ai eu qu'un but : celui de combler un vide, de satisfaire un besoin, avoués par le corps médical lui-même.

Le local choisi à cet effet ne laisse rien à désirer. On y trouve : une étendue de plusieurs hectares uniquement consacrés aux agréments champêtres; de l'eau de source à une basse température (point très-important en hydrothérapie); de bonnes conditions sous tous les rapports d'air, d'habitation, du confortable de toute sorte; en un mot, je n'ai rien négligé pour mettre à la disposition des médecins de Bordeaux, et des malades qu'ils voudront bien y envoyer, un établissement capable de rivaliser avec ceux de Paris et de l'Allemagne.

Je n'ai point perdu de vue qu'une condition importante du traitement est le séjour à la campagne. C'est à la campagne seulement que le malade, le convalescent, l'homme qui a besoin de refaire une constitution délabrée ou un tempérament vicié, trouveront l'air convenable qui doit exercer la plus grande influence sur les qualités du sang, et, par suite, sur la santé, la force et toutes les facultés de l'homme.

On verra, en outre, dans le cours de cet ouvrage, que l'exercice est une des grandes conditions de succès dans le traitement hydrothérapique. Il importe donc que les personnes qui le suivent, tout en continuant à se livrer à leurs occupations journalières, ne perdent pas de vue ce point important. C'est là une des raisons qui m'ont engagé à fonder mon établissement à une légère distance de Bordeaux, de façon à imposer, pour ainsi dire, la marche aux malades externes comme chose indispensable.

Si on fondait au sein de la ville, par exemple, un établissement analogue, le malade rentrerait chez lui immédiatement après l'application hydrothérapique ; la réaction se ferait mal, et on n'obtiendrait aucun résultat ; peut-être même, et les exemples en sont assez fréquents, la position des malades se trouverait-elle aggravée. C'est pour parer à ces inconvénients, et pour d'autres motifs que je ferai ressortir dans le cours de cette publication, que tous les établissements hydrothérapiques de la France, comme ceux de l'Allemagne, ont été fondés aux portes des grandes villes. Là seulement se trouvent réunies les conditions qui font la force de la méthode, à savoir : l'air pur de la campagne, la solitude, le repos, de l'eau de source, etc., etc.

En publiant cet opuscule, je viens aujourd'hui accomplir une tâche qui a sa raison d'être dans ce qui va suivre. L'hydrothérapie, en effet, est mon culte, mon idée. J'ai foi en elle, et cette foi a eu ses miracles pour l'appuyer, ses merveilles pour la rendre inébranlable : serais-je donc blâmable de vouloir faire partager aux autres mes convictions !

La pensée qu'il y a une foule de maladies chroniques qui, ayant échoué entre les mains des meilleurs praticiens avec les ressources ordinaires de la thérapeutique, se condamnent tristement à une inaction désespérée ou se font exploiter par certains empiriques, m'a paru autoriser une publication qui leur offrît l'hydrothérapie comme dernière planche de salut.

« C'est avec une parfaite tranquillité d'es-
» prit, a dit Baldou, que je forme le vœu que
» les ouvrages sur l'hydrothérapie se répandent
» le plus possible dans le public; non que je
» croie qu'ils puissent dispenser les malades
» d'avoir recours à une expérience plus exercée
» que la leur (je fais exception pour les cas
» d'affections peu profondes), mais parce que,
» étant éclairés sur les ressources que leur
» offre cette méthode si simple, ils n'hésite-
» ront pas à chercher en elle la guérison ou le
» soulagement de leurs souffrances[1]. »

M'appuyant donc sur cet appel fait par un homme aussi recommandable, j'ai cherché, par cette publication, à populariser parmi nous une méthode dont les résultats sont d'une importance telle, en médecine et en hygiène, que personne aujourd'hui ne doit y rester étranger.

Le titre donné à cet ouvrage indique assez

[1] Dr Baldou, *Inst. pratique sur l'hydrothérapie*, page 6. — Paris, 1846.

son but. Il s'adresse en particulier aux gens du monde ; aussi ai-je évité avec soin tout détail qui eût été trop abstrait pour un public non médical. Je me réserve plus tard, dans ma thèse inaugurale, de présenter cette question au point de vue scientifique seulement.

Mettant de côté mon expérience personnelle, j'ai dû, pour leur donner plus de poids, étayer mes opinions sur des citations extraites des meilleurs ouvrages qui ont paru en France sur l'hydrothérapie, entre autres ceux de MM. Baldou, Scoutteten, Schedel, Lubansky, Fleury, etc., etc.

Avant de terminer cette préface, je dois rendre hommage à un savant recommandable à plus d'un titre, mais surtout par ses recherches et ses publications sur l'hydrothérapie. C'est à M. le docteur Fleury, médecin de l'Empereur, que revient l'honneur d'avoir posé les véritables bases scientifiques et rationnelles de l'hydrothérapie; et si cette médication jouit en France, à Paris surtout, d'une considération méritée, c'est à ses travaux qu'elle le doit. Justice donc lui soit rendue.

J'ai divisé mon travail en trois parties : la première est consacrée à l'histoire de la méthode, la seconde à sa théorie; dans la troisième partie, j'ai exposé les faits les plus remarquables qui se sont présentés à l'établissement du Bouscat pendant le cours de l'année 1857-1858.

Puisse cet ouvrage atteindre le but que je me suis proposé, en contribuant à répandre parmi notre population l'usage médical et hygiénique de l'hydrothérapie !

Établissement hydrothérapique du Bouscat (près Bordeaux), ce 1er octobre 1858.

ALFRED C. DUVIGNAUD.

PREMIÈRE PARTIE.

HISTOIRE DE L'HYDROTHÉRAPIE.

CHAPITRE PREMIER.

§ 1er. — EMPLOI DE L'EAU FROIDE COMME REMÈDE CHEZ LES PEUPLES ANCIENS.

Il semblerait étrange de faire remonter l'origine de l'hydrothérapie [1] à des temps très-reculés ; mais, en réfléchissant un peu, l'on verra que ce fait est beaucoup moins étonnant qu'on ne serait tenté de l'estimer tout d'abord. Il ne nous est resté, il est vrai, aucun document de ces époques primitives ; mais les événements rapportés par la Bible et consacrés par la croyance des nations établissent, à

[1] Pendant le cours de ce résumé historique, nous emploierons le mot *hydrothérapie* pour désigner toute application d'eau froide faite dans un but de curation.

notre sentiment, l'antiquité mythique de l'hydrothérapie. Le premier remède, dit Percy dans le *Dictionnaire des Sciences médicales*, que la nature et l'instinct offrirent à l'homme blessé, fut l'eau. Il est donc probable que l'eau froide fut employée pour combattre les premières souffrances qui assaillirent nos premiers pères; elle est à peu près le seul remède, avec la diète, auquel les animaux aient recours. Il est encore des peuples qui ne connaissent pas d'autres médecins.

Chez les Égyptiens, mystérieux dépositaires des premiers secrets de la science, les notes qui nous serviraient sont demeurées à l'état d'arcane, de secret religieux. Il nous est arrivé cependant, à travers les âges, le souvenir bien vague que les Assyriens demandaient au Tigre et à l'Euphrate les propriétés bienfaisantes de leurs eaux limpides et dorées. Au Musée assyrien, à Paris, se retrouvent des bas-reliefs dans lesquels sont indiqués et l'usage des ablutions froides, et le secours fréquent demandé aux eaux des grands fleuves par les descendants de Ninus.

Mais c'est chez les Israélites que le bain froid, le premier rudiment de l'hydrothérapie, se trouve élevé à la hauteur d'une prescription religieuse, d'une loi morale, d'une observance obligatoire.

Dans le code que Moïse, ce grand législateur, donne à la race judaïque, il prescrit, sous le sceau de la violation punissable, l'usage des ablutions froides, et cela périodiquement. Aussi profond médecin que l'état rudimentaire de la science le pouvait permettre, il déduit physiologiquement les raisons de ses ordonnances. Un climat énervant et meurtrier servait d'étapes longues et décimantes au pèlerinage vers la terre promise; les immersions froides pouvaient seules neutraliser ses funestes effets, et il importait que le peuple élu arrivât fort et nombreux au but fixé par la Providence. Si la lèpre vient décimer les Hébreux, Moïse leur impose les ablutions froides, et la maladie s'amende.

Voilà donc l'hydrothérapie à l'état simple conseillée, ordonnée; et si quelque autorité manquait au système que nous voulons préconiser, nous la retrouverions dans cette sanction religieuse, sacrée, la plus haute qu'un système humain puisse invoquer.

§ 2. — EMPLOI DE L'EAU FROIDE COMME REMÈDE CHEZ LES GRECS ET CHEZ LES ROMAINS.

Mais il faut s'étendre davantage en arrivant au foyer des deux peuples que le souvenir de l'humanité environne de plus de gloire et d'autorité. Les Grecs et les Romains surnageront toujours au-dessus du naufrage de toutes les traditions. Au milieu de l'histoire, leur nom occupera la plus large place. Eh bien! chez ces peuples, dont les habitudes font autorité, nous voyons l'hydrothérapie pratiquée, formulée avec une incontestable perfection de procédés et d'usage.

Patrocle, au siége de Troie, après avoir retiré le dard dont avait été blessé son ami Euripide, lave simplement la plaie avec de l'eau. Mais, après ce siége fameux, quand la médecine eut son dieu, et qu'on eut élevé partout des temples à la mémoire d'Esculape, l'eau froide prit, en thérapeutique, une extension immense; les prêtres qui desservaient ces temples en firent la base exclusive du traitement qu'ils faisaient subir à tous les malades qui s'adressaient à eux. Auprès de chaque temple était une source, et cette source donnait miraculeusement la vie et la santé. Ne voyons-nous pas une trace de cet usage dans nos madones du rocher, du bois et de la montagne, dans nos vieux saints dont on fait le pèlerinage? Elles ont, ces Vierges, ils ont, ces saints tutélaires, une source, une fontaine à côté de leur chapelle; et si la guérison s'opère par l'intercession de Notre-Dame, elle se complète par l'influence des eaux qu'elle a bénies et que son ombre protége. A Corona, le temple d'Esculape était voisin de la source de Platée, et la fontaine de Lerne, à Corinthe, environnait le temple de cette cité fameuse.

« Le traitement, dit l'historien Pausanias, devait être suivi strictement, sous peine d'être » abandonné et d'être déclaré indigne des bienfaits

» du dieu. L'abstinence du vin était imposée, pour » que l'éther de l'âme ne fût pas souillé par cette » liqueur.

» On attribuait des qualités merveilleuses à la » vapeur de l'eau. Les bains devaient précéder » toutes les cérémonies ; ils étaient accompagnés » de frictions et de manipulations qui opéraient » des effets surprenants sur les personnes ner- » veuses.

» Ces frictions, avant et après le bain, étaient » surtout en usage dans le temple célèbre d'Es- » culape à Pergame. C'est dans ce temple que fut » inventé le xystre, espèce de brosse fort rude dont » parle Martial [1].

» Ces frictions devaient être pratiquées jusqu'à » ce que le corps fût tout fumant et parût sortir » d'un bain de vapeur ; ensuite, les malades étaient » plongés dans l'eau froide, et se rendaient au » temple, une couronne sur la tête, et chantant » des hymnes dont quelques-unes étaient attri- » buées à Sophocle, le poète tragique ; les prêtres- » médecins les conduisaient dans les avenues du » temple, et ne manquaient pas de leur indiquer » en grand détail les miracles que le dieu avait » opérés sur d'autres personnes, en insistant sur » les maladies qui avaient le plus de rapport avec » les leurs.

[1] *Pergamus, has misit curvo, etc, etc.*

» La présence du dieu, l'imagination frappée » par un spectacle imposant sous le ciel incomparable de la Grèce, le caractère sacré des hommes » chargés de la direction de ce traitement, où l'eau » froide et les frictions jouent le plus grand rôle, » eurent sans doute une grande influence sur la » guérison des malades. Sans le concours de toutes » ces circonstances, la simplicité de l'agent thérapeutique n'aurait pas permis à ces temples de » durer plusieurs siècles, de devenir des écoles » véritables; enfin, de constituer le plus ancien » dépôt d'observations où puisèrent les premiers » médecins de l'école dogmatique[1]. »

On le voit donc, chez les Grecs, les cérémonies du culte précédaient, accompagnaient et suivaient les bains, pour donner à cette médication, si simple en apparence, tout le prestige de la divinité et toute la majesté de la foi. Pas un acte de la vie, d'ailleurs, qui n'amenât avec lui le cortége des bains, l'escorte obligée des lotions. On se baignait le corps comme on se lave aujourd'hui les mains, et toujours l'eau la plus pure, la plus fraîche, la plus ombragée était recherchée de préférence.

La coutume avait déjà immobilisé pour ainsi

[1] Un livre aujourd'hui perdu, mais célèbre dans l'antiquité, *les Cnidiennes*, avait été copié par le chef de l'école de Cnide, Euriphon, dans un de ces temples. — Dr BOTTENTUIT, *Hydrothérapie*.

dire cette théorie primitive de l'hydrothérapie, lorsqu'Hippocrate vint la fixer d'une manière plus éclatante, en lui donnant la sanction de son autorité. « On croit souvent le voir, une éponge à la main, » arrosant les membres fracturés, douchant les » articulations qui ont perdu leur mobilité, cal» mant les démangeaisons, et essayant, à force » d'affusions aqueuses, de résoudre les tumeurs » glanduleuses, nettoyant et rafraîchissant les » plaies et les ulcères, et déposant ensuite cette » éponge sur les parties souffrantes pour l'y imbiber » souvent et en faire le foyer d'une humidité bien» faisante et curatrice[1]. »

Qu'on lise son Traité des airs, des eaux et des lieux, cet ouvrage d'une étonnante sagacité, et l'on y verra l'eau froide employée par lui pour combattre les douleurs, la fièvre, le tétanos, tout ce qui, de nos jours, est soumis au traitement hydrothérapique, à part les progrès nécessairement faits dans le champ incommensurable du temps et de l'expérience. Partout où pénétrèrent les disciples d'Hippocrate, on vit se répandre l'usage de l'eau froide.

A Rome, foyer naturel de la gloire et de l'empire, l'hydrothérapie revêt une forme large et royale. Fille de la Grèce, la cité des Quirites emprunte à Hippocrate ses disciples et ses leçons.

[1] Percy, *Dictionn. des Sciences médicales*

Ce n'est pas seulement du pain et des spectacles qu'il faut au peuple, mais des bains, et la science thermale ne tarde pas à atteindre chez lui son plus haut point de perfection, son plus grand degré de raffinement. Il se bâtit des thermes plus vastes que des villes et plus magnifiques que des palais. Le marbre est prodigué sous les flots du Tibre détourné. On y trouve des baignoires d'airain dont quelques-unes sont balancées et suspendues par des esclaves, afin que le baigneur ait le double plaisir du bercement et de l'immersion. Dans les bains dits d'Agrippa, bâtis par Néron, on a eu l'attention aussi délicate qu'originale de faire venir l'eau de mer, afin que la canaille de Rome pût, à son choix, se détremper dans l'eau salée ou dans l'eau douce[1].

L'Italie ne fut pas seule à se peupler de ces thermes, où l'eau chaude ne jouait qu'un rôle préparatoire : toute l'Europe, colonisée par les enfants des Sabines, eut ses bains. L'Espagne, la Germanie, la Gaule, connurent les thermes, et se civilisèrent à ces caresses saines de l'onde salutaire. Arles, Aix (*Aquæ sextiæ*), Nîmes, Autun, Cologne, étaient, pour ce luxe de la santé, aussi bien dotées

[1] On vient de fonder à Paris, ce nouveau foyer de la gloire et de l'empire, un établissement dans le genre de la Samaritaine, que tout le monde connaît, pour y donner des bains d'eau de mer

que Rome elle-même. Et à Burdigala, cette riante Burdigala que nous habitons, le fameux Palais-Gallien était-il réellement un cirque ou des thermes? L'histoire nous assure positivement, d'ailleurs, qu'il existait des thermes à Bordeaux, aussi bien qu'un sénat, des temples, une académie, un portique, quelquefois un empereur.

Qu'on n'aille pas croire que les bains publics revêtaient seuls cette grandeur, cette majesté ; les simples particuliers avaient aussi leurs bains, grands comme des temples et abondants d'eau comme des fleuves. Vitruve, Athénée, Pline, nous ont laissé à ce sujet des détails pleins d'intérêt, et qui nous permettent de juger ce qu'étaient les thermes particuliers des Mécène, des Atticus, des Crassus, et, mieux encore, ceux des empereurs voluptueux et dépravés. Si les demeures somptueuses d'Aspasie, Laïs et Lamia, ces immortelles courtisanes de la Grèce, leur offraient tous les moyens de pratiquer dans leur personne, sinon dans leur vie, la pureté exquise dont Aphrodite marine leur avait fourni la leçon, et qui contribua tant à leur prodigieux succès, nul doute que, sous ce rapport, le palais des Julie, des Messaline, des Faustine, ait eu rien à leur envier.

Nous ne citerons pas pour Rome une longue série d'observations; nous dirons seulement que l'emploi médical de l'eau froide y obtint un éclatant succès entre les mains d'Antoine Musa. Auguste, à son retour de l'expédition de Biscaye, était atteint d'une affection grave du foie; il allait succomber, lorsque son médecin Musa eut recours aux applications d'eau froide. Le succès fut complet, et l'empereur reconnaissant[1] fit élever une statue à son médecin et, en sa personne, au génie de l'eau froide. Ce ne furent pas seulement alors les empereurs et les maîtres du monde qui se trouvèrent bien de l'hydrothérapie : les poètes[2], les penseurs, monarques de l'art, voulurent aussi essayer de l'influence bienfaisante de l'eau froide.

[1] Un rapprochement, qui ne manque pas d'un certain intérêt, dit le Dr Bottentuit, c'est qu'un souverain dont la vie et la politique présentent plus d'un trait d'analogie avec l'empereur Auguste, a été traité avec non moins de succès par les mêmes procédés, remis en honneur après mille huit cent quarante-huit ans d'oubli.

[2] Ovide se plaît à représenter Diane, au retour de longues chasses, invitant ses nymphes à se baigner avec elle (*Fastes*, II, v. 184) :

Mille feras Phœbe silvis venata redibat...
...... In medio gelidæ fons erat altus aquæ;
Hac, ait, in silva, virgo Tegea, lavemur.

Elle s'adressait à Calisto ; et ailleurs, dans des circonstances semblables (*Mét.*, liv. II, v. 459) :

Nuda superfusis tenguamus corpora lymphis.

Après chacune de ses chasses, la déesse allait se délasser dans les eaux des fontaines voisines; c'était pour elle une habitude. Elle n'avait donc pas éprouvé et ne craignait pas ce refroidissement que l'on croit si funeste, et que l'on redoute

Horace a pu nous transmettre la preuve des miracles hydrothérapiques par ce témoignage éclatant de la poésie, qui dompte la rouille et triomphe de l'oubli.

Il a voulu, par une prévoyance dont nous lui savons gré, nous les champions de l'hydrothérapie,

après un bain froid qui suit un exercice violent. La déesse n'avait pas nos préjugés humains (*Mét.*, III, v. 163) :

> *Hic dea silvarum venatu fessa, solebat*
> *Virgineos artus liquido perfundere rore.*

Mais comment put-elle échapper à ces dangers, observés, dit-on, dans les mêmes circonstances? Ah! c'est qu'elle n'oubliait pas, comme nous, les règles de la plus simple hygiène, et savait, après le bain, ramener la réaction, en poursuivant de nouveau les hôtes des forêts, *Mille feras silvis*. C'est ce que savaient aussi les Muses, dont Hésiode dit dans sa *Théogonie* : « Après avoir baigné dans les eaux du Permesse, de l'Hippocrène, ou de l'Œmius sacré, leurs membres délicats, elles formaient des danses sur les sommets de l'Hélicon. »

Tout ce qui touche à la beauté, tout ce qui intéresse les femmes, devait occuper le galant Ovide. Ce n'est pas cependant à son Traité des cosmétiques que j'emprunte la meilleure recette pour la conservation de la beauté. La formule que je désire offrir aux dames, et plus simple et plus efficace, m'est fournie par la belle Hylonome qui l'avait expérimentée. Prend-elle de ces pâtes aux couleurs variées, si connues des Romaines? Emploie-t-elle cette préparation, aimée des matrones au teint pâle, qu'Ovide décrit longuement, et dans laquelle il fait entrer l'orge de Libye, la lentille, les œufs, la corne de cerf, les narcisses, la gomme, le miel et l'épeautre de Toscane? Non... Le poète assure pourtant qu'à ce prix, la

nous en expliquer bien clairement les phases, les procédés, les résultats. Les expressions ne peuvent laisser aucun doute : il se pose, il pose son corps affaibli par les plaisirs, trop mal soigné par Lydie, sa tête chauve et chassieuse sous le jet froid ; bien conseillé par Musa, il néglige désor-

femme aura le teint plus uni et plus brillant que son miroir.

Mais, malgré son assertion, je préférerais à cette composition, ainsi qu'aux bains et lotions tièdes dont on abuse aujourd'hui, la recette d'Hylonome, et je voudrais que chaque femme, comme la fille des Centaures, pour entretenir et conserver sa beauté, deux fois par jour se lavât le visage à l'eau froide, deux fois prît un bain froid (*Mét.*, XII, v. 413) :

Fontibus ora lavet, bis flumine, corpora tingat.

Demander plus encore, conseiller aux personnes pâles, anémiques, l'exercice au grand air, au soleil, serait exiger un sacrifice impossible.

Et qui serait assez sage pour chercher la santé aux dépens de la fraîcheur du teint ? Salmacis elle-même ne l'était pas, et, dans la crainte, sans doute, de se brunir au soleil, elle fuyait, nous dit Ovide, les exercices de la chasse, aimés de ses compagnes. Il est vrai qu'elle savait ne pas se condamner à un repos préjudiciable, et qu'elle accordait l'hygiène et la coquetterie, en compensant l'exercice au grand air par le bain froid et la natation (*Mét.*, XI, v. 140) :

Sed modo fonte suo formosos perluit artus.

Pourquoi celles qui de nos jours seraient tentées d'imiter Salmacis dans sa coquetterie, ne l'imiteraient-elles pas aussi dans sa sagesse, en demandant aux exercices salutaires du bain froid la fraîcheur et la santé ?

(A. E. ARQUÉ, thèse inaugurale. Paris, 1858.)

mais les eaux brûlantes de Baïa et de Cumes ; il ne veut plus que l'eau froide, même en plein aquilon. C'est du courage, certes, pour un poète épicurien ; mais la santé est à ce prix [1].

« Je ne puis, dit A. E. Arqué dans sa thèse inau-
» gurale, quitter Horace sans parler d'Antonius
» Musa, qui produisit toute une révolution et dans
» la médecine et dans la position des médecins. Il
» apportait un système de thérapeutique énergique,
» efficace, qu'il s'était approprié en le formulant :
» ce fut sa fortune et sa gloire ; mais il voulut l'ap-
» pliquer à tout et rompre avec le passé : ce fut son
» erreur. Mais il eut du moins le mérite de tirer la
» médecine de l'abaissement dans lequel elle était
» plongée. Abandonnée aux esclaves, aux affran-
» chis et aux Grecs, reléguée parmi ces arts muets
» dont parle Virgile, elle laissait sans considéra-
» tion et sans gloire celui qui l'exerçait. Musa sut
» lui faire une place parmi les arts libéraux. »

[1] *Quæ sit hiems Veliæ, quod cœlum Vala, Salerni,*
Quorum hominum regio, et qualis via; nam mihi Baias
Musa supervacuas Antonius, et tamen illis
Me facit invisum, gelidâ cùm perluor undâ
Per medium frigus.........................

(Liv. I, ép. XV.)

Fons etiam, rivo nomen idoneus, ut nec
Frigidior Thracam nec purior ambiat Hebrus;
Infirmo capiti fluit utilis, utilis alvo.

(Liv. I, ép. XVI.)

Celse, qui est, après Hippocrate, l'auteur le plus ancien dont les écrits soient parvenus jusqu'à nous, nous a transmis, sur l'emploi hygiénique et médical de l'eau, des détails pleins d'intérêt. Il recommande l'usage de l'eau froide dans les faiblesses d'estomac, dans la démence, dans la léthargie, dans la fièvre, dans l'hydrocéphale aiguë, dans la cicatrisation des plaies, dans l'hydrophobie; il la recommande, en outre, comme traitement préventif[1].

Ces coutumes de Rome ne tardèrent pas à s'étendre à tous les peuples orientaux, plus disposés à en accepter l'emploi à cause des énervantes ardeurs de leur zone, et l'on vit alors s'élever dans l'est de l'Europe, en Asie-Mineure, des thermes nombreux, où l'eau froide jouait le rôle le plus important. L'hydrothérapie, d'ailleurs, compte en sa faveur les hommes qui font autorité. Vers la fin du premier siècle, Arétée la prescrit dans le traitement de la frénésie, du choléra.

Galien va plus loin encore; il la recommande dans les fièvres continues, les débilitations stomacales; il reproche à quelques médecins de son temps de craindre la saignée et l'eau froide. « Que » tout à coup, dit-il, l'eau froide soit amenée sur » le corps dans les maladies nerveuses, et le ma-

[1] Boire de l'eau quand on est menacé d'une maladie prochaine. — Liv. III, sect. III.

» lade sera soulagé, guéri. » Voilà quelques-unes des prescriptions incomplètes de celui que la science honore à côté d'Hippocrate.

Paul d'Égine ne parle que rarement de l'emploi médical du bain froid, et avec lui s'arrête la série des auteurs grecs et latins qui nous ont transmis le riche dépôt des connaissances médicales de l'antiquité.

« De ce groupe d'illustrations se détachent trois » grands types : Hippocrate, Celse et Galien, qui » résument et dominent cette époque; aussi est-ce » dans leurs ouvrages que nous avons trouvé les » documents les plus complets sur l'emploi hygié- » nique et médical de l'eau. Mais, en tout ce qui » concerne cet emploi, rien n'est moins satisfai- » sant que les indications thérapeutiques et le mode » d'administration. Le vague qui règne à ce sujet » dans tous les ouvrages des auteurs anciens, » l'indécision dans laquelle devait se trouver le » praticien, et sans doute aussi le dédain si naturel » aux hommes pour les choses simples, ont dû » contribuer puissamment à faire abandonner » l'usage du liquide le plus utile et le plus bien- » faisant[1]. »

[1] Dr Scoutetten, *de l'Hydrothérapie*, pag. 88. Paris, 1843.

§ 3. — EMPLOI DE L'EAU CHEZ LES MUSULMANS.

Nous avons déjà vu l'hydrothérapie devenir une religion sous la ferme baguette du prophète-législateur des Hébreux. Nous allons, une seconde fois, la voir érigée en culte par un autre prophète moins orthodoxe, mais également glorieux par l'immense diffusion de sectateurs qu'il a laissés sur le globe.

Venu à une époque d'anarchie, de désordres, d'obscurités de tous genres, il prit résolument le parti de former un univers nouveau. Pour cela, il fallait réformer jusqu'aux habitudes du corps les plus insignifiantes en apparence. Médecin autant que législateur, Mahomet donna à ses compatriotes un code de pratiques religieuses, mais plus hygiéniques encore que religieuses. Ce qui domine ces pratiques, c'est l'emploi répété de l'eau froide à l'intérieur et à l'extérieur.

Il proscrit sévèrement l'usage du vin, des liqueurs fortes, et consacre l'emploi exclusif de l'eau pour boisson. Il impose aux Arabes des ablutions fréquentes avant ou après les actes les plus minutieux de la vie. « O croyants ! s'écrie Mahomet, avant de commencer la prière, lavez-vous le visage et les mains jusqu'au coude; essuyez-vous la tête et les pieds jusqu'aux talons. Purifiez-vous après vous être approchés de vos épouses. Lorsque vous serez malades ou en voyage, et que vous aurez satisfait vos besoins naturels ou au commerce avec des femmes, frottez-vous le visage et les mains avec de la poussière, si vous manquez d'eau [1]. »

Le législateur des Arabes avait compris sans doute que, pour se maintenir en santé sous un climat sans cesse brûlé par les ardeurs du soleil, on devait faire un emploi fréquent de l'eau froide.

Il appartenait aux deux fondateurs de religions temporaires les plus célèbres (Moïse et Mahomet), d'ériger en culte ce que recommandait l'intérêt de l'humanité. Et nous-mêmes, ne voyons-nous pas, dans l'institution du baptême, un emblème de la nécessité de ces ablutions, une connexion entre la régénération morale et la régénération physique, toutes les deux opérées par l'eau froide?

Ces préceptes hygiéniques du Coran sont encore observés aujourd'hui avec une religieuse fidélité; et si la majorité des Turcs et des Arabes se fait remarquer par sa force musculaire et la beauté de ses formes, nul doute pour nous qu'elle le doit à cet usage habituel de l'eau.

§ 4. — EMPLOI DE L'EAU DURANT LE MOYEN AGE.

Lorsque les ténèbres du moyen âge eurent envahi l'Europe, les médecins se prirent à oublier

[1] Coran, chap. V, la Table; trad. de Savary. 2 vol. in-12, 1826.

les préceptes d'Hippocrate et de Galien touchant l'eau froide, et ne donnèrent qu'une faible attention à ses vertus curatives. Sauf dans les campagnes, où les vieilles croyances se maintiennent toujours avec une granitique obstination, il arriva un temps d'arrêt dans l'emploi de l'hydrothérapie comme moyen de l'art de guérir. Les tribus populaires continuèrent néanmoins à s'adresser aux sources cachées sous les vieux chênes, et patronnées tantôt par une vierge ou par un saint. Pendant longtemps, la science incomplète a traité ces préjugés légitimes d'ignorance et de superstition populaires; mais aujourd'hui, l'avénement de l'hydrothérapie scientifique et rationnelle, d'accord avec les instincts des rustiques populations, ne fait que confirmer et ordonner ce que le peuple avait retenu de l'antique à travers les démolitions de la barbarie.

On peut à peine citer quelques noms d'auteurs, tels que Avicenne, Pierre d'Albano, Savonarola, encore ne trouvons-nous dans leurs ouvrages aucune idée originale; les Arabes invoquent l'autorité de Galien, et leurs successeurs le nom d'Avicenne.

Paracelse, le plus illustre médecin de cette époque, aimait beaucoup trop le vin pour avoir une grande considération pour l'eau; aussi ne semble-t-il en parler qu'avec mépris. On sait, d'ailleurs, que, grand partisan des théories chimiques, il devait donner aux bains minéraux la préférence sur les bains froids.

« Il faut arriver à la dernière période de cette » époque pour trouver enfin une honorable excep- » tion. Floyer rompt avec le moyen âge ; il l'aban- » donne pour retourner aux préceptes de la mé- » decine ancienne, et il vient proposer avec har- » diesse l'emploi des bains froids négligés et pres- » que complètement abandonnés de son temps[1]. »

§ 5. — EMPLOI DE L'EAU EN MÉDECINE AU 18e SIÈCLE JUSQU'A PRIESSNITZ.

L'Allemagne, qui a toujours été tête de ligne pour une infinité de notions, nous présente, au début de ce siècle, Frédérick Hoffmann, professeur illustre de l'Université de Halle, comme promoteur de l'hydrothérapie élémentaire. Dans un ouvrage sur l'eau[2], il la proclame un remède universel, et cela parce que notre corps étant une machine, l'eau en renouvelle les rouages démontés par la sécheresse.

Jean Sigismond Hahn, médecin distingué de la Silésie, coïncidence remarquable, un siècle avant l'apparition du guérisseur silésien Priessnitz, dut

[1] Scoutetten, ouvrage cité.

[2] Voir sa dissertation publiée en 1712, *De aqua medicina universali*, et son ouvrage *De aquæ frigidæ potu salutari*. Œuvres de Fréd. Hoffmann. Genève, 1761, in-fol., pag. 201, tom. 3.

une partie de sa réputation aux guérisons nombreuses qu'il opéra à l'aide de l'eau froide administrée intérieurement et extérieurement.

Son frère, Jean Godefroy Hahn, obtint des succès extraordinaires par l'emploi de l'eau froide pendant une épidémie de fièvre qui ravagea la ville de Breslau en 1737. Tous les malades qui se soumirent au traitement qu'il employait furent guéris, tandis que les autres périrent presque tous.

En 1743, parut un ouvrage de Fs Schwestner, compilation de tout ce que la Germanie, l'Angleterre et l'Italie avaient produit relativement à l'eau froide.

Le Dr Ferro, médecin de Vienne, publia, en 1790, un opuscule sur les bains froids. L'empereur d'Autriche l'honora de son suffrage, et, à l'instar des Augustes de Rome, livra au public viennois des bains d'où la chaleur était impitoyablement proscrite.

L'Italie accueille aussi, mais avec un enthousiasme aveugle, l'emploi de l'eau dans les maladies. Jacob Todano, surnommé *medicus per aquam*, et Sangez, *medicus per glaciem*, faisaient de l'eau froide un abus condamnable. Rien n'arrêtait leur systématique entraînement, et la mort elle-même avait le triste privilége de ne leur point dessiller les yeux sur leur panacée. Ils infligeaient la question ordinaire et extraordinaire de la glace et de l'eau froide pour guérir tous les maux possibles, et le plus souvent ils obtenaient d'heureux résultats.

Quelques médecins éclairés et honnêtes cherchèrent cependant à démêler ce qu'il pouvait y avoir de bon au milieu de toutes ces extravagances, et parmi eux il faut citer Crescenzo et Cyrillo. Ce dernier inséra, dans les *Transactions philosophiques* de 1729 à 1730, un travail étendu dans lequel il donne de sages conseils touchant l'utilité de l'eau froide.

Vallisneri se crut obligé de réfuter les tendances selon lui trop exclusives de Cyrillo, et, quoique partisan modéré lui-même de ce mode de traitement, il contribua involontairement à en faire délaisser l'usage.

Après soixante ans d'oubli, Giannini rétablit l'emploi de l'eau froide. Ce praticien négligeait les affusions, les frictions, et se renfermait dans les immersions réfrigérantes : la peste, la fièvre jaune ne restaient pas étrangères aux tentatives de l'hydropathe italien. Après sa mort, abandon complet en Italie de la médication froide.

En Angleterre, les travaux de Floyer étaient presque oubliés, et ses préceptes totalement délaissés dans la pratique, lorsque parurent les observations de Wright, qui avait obtenu d'heureux résultats dans le typhus par les affusions froides.

James Currie alla plus loin encore ; il donna aux affusions froides une extension nouvelle, entourée de toutes les garanties que la science réclame, celles des faits et de l'expérience, et posa le premier les bases scientifiques de l'hydrothérapie. Pour lui, l'eau froide, les saignées et le tartre stibié constituaient le trépied de l'art dans le traitement de toute affection inflammatoire. Son ouvrage[1] a eu en Allemagne, en Italie et en France un grand retentissement, et a largement contribué à appeler l'attention des médecins sur l'hydrothérapie empirique de Priessnitz.

En Russie, un ouvrage plusieurs fois séculaire a établi l'innocuité des bains froids, même dans l'état de transpiration. Fort de cet usage, Samoïlowitz obtint, par l'emploi de ce moyen, une victoire signalée contre la peste qui ravagea Moscou en 1771.

La France avait déjà vu, au 16e siècle, Rondelet prescrire avec instance l'eau froide dans le traitement des fièvres. Hecquet, quarante ans plus tard, exagérant la thérapeutique qui veut donner, par l'humidité, de la souplesse à l'organisme et du jeu aux fonctions, voulait remplacer, dans les veines de ses malades, le sang par de l'eau.

Vers le milieu du 18e siècle, le Dr Pomme s'était fait une immense réputation, en ne voyant dans

[1] Currie, *Medical reports on the effects, of Water cold and warm, as a remedy in fever, and other diseases.* Liverpool, 1798.

toutes les maladies que des variantes d'un certain éréthisme des nerfs. L'eau froide était son moyen unique, et il obtint des succès nombreux sur des personnes désespérées appartenant à l'aristocratie. Portal, Tissot et Grimaud se firent aussi les promoteurs hygiéniques de l'eau froide. Mais, en 1798, Pinel ne dit rien ou presque rien de l'eau, tant cet agent était tombé en discrédit.

Le 19e siècle commence; les cures de Priessnitz vont éveiller l'attention du monde médical, et l'eau froide va définitivement prendre place dans l'art de guérir, non plus comme une panacée universelle, mais comme la plus puissante de toutes les méthodes thérapeutiques.

§ 6. — QUELQUES MOTS SUR L'EMPLOI DE L'EAU EN CHIRURGIE.

De tout temps l'eau froide a été employée en chirurgie. Celse et Galien en conseillent l'emploi, avec des plumasseaux, pour la cicatrisation des plaies. Plus tard, les *panseurs du secret* utilisèrent l'eau en la charmant et en l'entourant de formules magiques. Ambroise Paré en reconnaissait la vertu, dégagée de toutes ces fascinations. Blondo, son contemporain, la recommande comme souveraine dans le pansement de toutes les plaies.

François Martel, chirurgien de Henri III et de Henri IV, n'employait pas d'autre moyen, soutenant assez naïvement que l'eau nettoie mieux les plaies et les empèche de s'enflammer. Jusqu'au 18e siècle, sommeil complet. En 1732, Larmurier, profitant de la guérison célèbre du duc d'Orléans (blessure à la main) par l'eau froide, entreprit de réhabiliter ce moyen. Des faits plus nombreux, et l'intervention d'un médecin célèbre, Percy, longtemps à la tête du corps médical de nos armées sous la République et sous l'Empire, appelèrent sur lui l'attention des médecins. Il avait, lui, Percy, et il en a consigné le récit dans ses intéressants souvenirs, il avait guéri des blessés, des mutilés que les autres chirurgiens vouaient à la mort, et cela avec un peu d'eau, ni plus ni moins que les charlatans du 16e siècle.

Les travaux de Percy dans le grand *Dictionnaire des Sciences médicales*, ceux de Kern à Vienne, l'ouvrage de Lombard sur les propriétés de l'eau froide, les observations de Breschet, de Josse père à l'Hôtel-Dieu d'Amiens, le livre de Josse fils sur l'eau froide employée avec succès dans les plaies traumatiques et fractures compliquées, enfin l'analyse habile de cet ouvrage par le Dr Gerdy, ont éveillé l'attention et soigneusement frayé les voies à l'hydrothérapie chirurgicale.

CHAPITRE II.

PRIESSNITZ ET L'HYDROTHÉRAPIE EMPIRIQUE.

Dans les montagnes à demi sauvages de la Silésie, où la médecine des écoles est à peine connue, les paysans se bornent, lorsqu'ils veulent calmer les maux qui les atteignent, à avoir recours aux moyens que leur offre la nature : l'eau y joue nécessairement le principal rôle; puis viennent les sueurs, qui sont regardées comme très-efficaces dans une foule d'affections. C'est la médecine instinctive, telle qu'elle existait aux premiers âges du monde. Survint un génie puissant, qui réunit en corps de système ces pratiques éparses, et constitua d'un trait la plus vaste et la plus puissante de toutes les méthodes thérapeutiques : l'hydrosudopathie, ou mieux, l'hydrothérapie empirique.

Il serait injuste de dire que ce génie puissant a été le créateur de l'hydrothérapie; il n'en a été que le révélateur. On a pu se convaincre, en lisant le résumé historique qui précède, que l'hydrothérapie existait de tout temps dans la fibre populaire, dans ses instincts, dans ses traditions; il n'a pu que l'étendre, la perfectionner.

C'est le 4 juillet 1799 que naquit à Græfenberg, petit village de la Silésie autrichienne, l'apôtre de la nouvelle méthode, Vincent Priessnitz. Sachant à peine lire et écrire, mais doué d'un esprit attentif et observateur, Priessnitz fit de bonne heure des remarques sur l'utilité de l'eau dans les maladies de l'homme et des animaux.

Une chute malheureuse, qui lui brisa plusieurs côtes, lui fournit l'occasion de faire sur lui-même une première application. C'était à l'époque de la fenaison. Priessnitz est renversé d'un coup de pied de cheval, et un chariot chargé de foin lui passe sur le corps. Les médecins de Freywaldau (petite ville voisine de Græfenberg) sont appelés; mais, impuissants à soulager le malade, ils déclarent qu'il va mourir. Priessnitz se relève, concentre ses forces, et, faisant une forte inspiration, soulève les deux côtes brisées, puis il applique sur le côté des compresses trempées dans ces sources limpides qui murmurent autour de lui. Le succès fut complet. Cette cure fit grand bruit, et les pauvres malades vinrent en foule consulter Priessnitz.

Il se borna à laver ses malades avec une éponge mouillée, leur recommanda de boire de l'eau de source, de vivre à l'air, de faire de l'exercice, d'éviter le lit, l'oisiveté. Ce traitement, si simple en apparence, produisit des résultats merveilleux et lui mérita le titre de *docteur d'eau*, nom sous lequel il fut dès lors désigné.

Enhardi par le succès, Priessnitz conçoit le dessein d'étendre au loin son système; il se fait charlatan ambulant. Il traverse, précédé de sa réputation de guérisseur par l'eau, les montagnes qui le séparent de la Silésie prussienne, et va de village en village, donnant des consultations et guérissant les malades abandonnés par les médecins [1]. Ceux-ci, s'apercevant que la foule les délaissait, se réunirent pour persécuter Priessnitz ; et Dieu sait ce qu'il serait advenu de la nouvelle méthode, si un chambellan de l'empereur d'Autriche, condamné par la faculté de médecine de Vienne, et guéri par Priessnitz, ne lui avait obtenu l'autorisation de traiter par l'eau tous les malades qui s'adresseraient à lui.

Dans l'espace de quelques années, l'établissement de Græfenberg vit le nombre de ses pensionnaires s'accroître d'une façon prodigieuse, au point qu'en 1840 il y avait à la fois seize cents malades. C'était un spectacle vraiment curieux que de voir

[1] « Un meunier, souffrant depuis de longues années de » cruelles douleurs rhumatismales, s'était adressé en vain à » tous les médecins du pays. Il vit Priessnitz, suivit ses » conseils, et guérit entièrement. La colère des médecins ne » connut plus de bornes. Ils accusèrent publiquement Priess- » nitz de sorcellerie. Priessnitz fut arrêté et conduit devant les » juges. On interroge le meunier, et on le somme de déclarer » à qui il doit sa guérison, aux médecins ou à Priessnitz ? » A eux et à lui, répond-il. Les médecins m'ont débarrassé » de mon argent, Priessnitz m'a débarrassé de mes souf- » frances. » (RULL.)

ces incurables du monde entier, appartenant presque tous aux classes les plus riches de la société, venus de Saint-Pétersbourg et de Moscou, de Paris et de Londres, d'Astracan et de Constantinople, de Vienne, de Berlin, de Varsovie, de l'Allemagne, de la Hongrie, de l'Italie, obéir avec une scrupuleuse exactitude aux moindres prescriptions d'un simple paysan. Oertel, célèbre professeur du collége d'Anspach, vint s'inscrire au nombre des disciples de l'empirique silésien. Il fit paraître le premier ouvrage qui traita de la nouvelle méthode, et les louanges méritées qu'il lui prodigua produisirent une immense révolution en faveur de cette médication.

Pour donner une idée de la vie de Græfenberg, je vais emprunter à un témoin oculaire, le Dr Scoutetten, la description qu'il en donne dans son *Traité d'Hydrothérapie* [1].

« Je vais admettre, dit-il, qu'un malade âgé de » 50 ans soit atteint d'un rhumatisme chronique à » l'épaule gauche, et soumis au traitement de » Priessnitz. A quatre heures du matin en été, à » cinq heures en hiver, le malade est éveillé par » le garçon de bain qui, après l'avoir fait sortir du » lit, l'y place pour l'envelopper, comme un enfant » au maillot, dans deux ou trois couvertures de » laine, sur lesquelles il jette souvent encore un

[1] Scoutetten, ouvrage cité, pag. 36 et suivantes.

» plumon. Le malade, ainsi enveloppé, reste im-
» mobile sur son lit. Après un temps qui varie
» depuis une demi-heure jusqu'à une heure et
» plus, la sueur commence à paraître; elle se
» manifeste d'abord sur la poitrine et l'abdomen,
» puis elle s'empare successivement de tout le
» corps. Le domestique ouvre alors les fenêtres
» de la chambre, et il présente au malade, de
» quart d'heure en quart d'heure, un verre d'eau
» fraîche. La sueur devient de plus en plus abon-
» dante; elle est quelquefois si considérable,
» qu'elle pénètre les couvertures, les matelas, la
» paillasse. Le temps fixé pour la durée de la
» sueur étant écoulé, le domestique dégage les
» jambes enveloppées dans les couvertures; il met
» aux pieds des sandales en jonc, et il aide le
» malade à descendre au bain. C'est une grande
» cuve de 1 mètre 30 centimètres de profondeur et
» de largeur, sur 2 mètres de longueur; une eau
» de source y coule sans cesse. Le malade se
» dépouille tout à coup des couvertures qui l'enve-
» loppent, se mouille les mains et la poitrine
» avec l'eau froide, et se précipite immédiate-
» ment dans le bain, où il reste une ou deux
» minutes en s'agitant et se donnant beaucoup de
» mouvement. Lorsqu'il en sort, sa peau devient
» rouge; l'eau, qui se vaporise, forme un nuage
» qui environne le corps, et bientôt il éprouve un
» bien-être inconnu jusqu'alors. Le malade s'essuie

» fortement, s'habille aussitôt, et va se promener,
» à grands pas, sur la montagne.

» Toutes ces opérations conduisent à sept heures
» du matin ; la promenade dure une heure ou une
» heure et demie. Pendant ce temps, le malade
» doit boire six ou huit verres d'eau fraîche et pure
» qui s'échappe des fontaines et des sources qu'il
» rencontre presque à chaque pas. A huit heures,
» le déjeuner est servi ; il est de la plus grande sim-
» plicité : c'est un verre de lait froid et un morceau
» de pain bis ; on peut recommencer si l'appétit le
» réclame, car il ne faut pas compter sur les acces-
» soires. Après le déjeuner, promenade nouvelle ;
» elle dure une heure. A onze heures, le malade
» se déshabille complètement, et on lui jette sur le
» corps un drap mouillé, mais bien tordu. Le
» domestique frictionne avec force et rapidité la
» partie postérieure du corps pendant que le
» malade se frotte la partie antérieure ; cette opé-
» ration dure de cinq à dix minutes. Un drap sec
» sert à essuyer le corps, qui devient tout rouge.
» Le malade s'habille, puis il sort ou se donne du
» mouvement dans sa chambre. A une heure, la
» cloche annonce le dîner. Presque tous les malades
» qui habitent Græfenberg et quelques-uns venus
» de Freywaldau se rendent dans la vaste salle à
» manger de l'établissement. Ce n'est pas sans
» étonnement qu'on voit tous ces malades, venus
» des contrées les plus lointaines, parlant toutes

» les langues de l'Europe, et, comme si c'était une » convention, se servir du français pour se trans- » mettre réciproquement leurs idées. La réunion » est bruyante, car chacun s'exprime en toute » liberté; la gaieté règne partout. Tous les malades, » sans distinction de rang ni d'âge, s'asseyent aux » places qui leur sont assignées. Les tables, très- » étroites, mais extrêmement longues, sont divi- » sées, à l'aide d'un cordon placé sur la nappe, en » sections de six couverts, et chaque section reçoit, » en nombre égal, les mêmes mets que toutes les » autres. Priessnitz assiste toujours au dîner; il est » placé au haut bout de la première table.

» Le repas est très-frugal : un peu de soupe, » un plat de viande, des légumes, des fruits selon » la saison, de l'eau en abondance, voilà tout le » dîner. On varie les mets; mais, quant au nombre, » il n'augmente que dans de rares occasions. Les » aliments sont apprêtés avec une simplicité rus- » tique qui serait intolérable dans les conditions » ordinaires de la vie; mais, à Græfenberg, la vi- » gueur de l'appétit ne connaît pas d'obstacle, et » ce qu'on y mange est effrayant. Priessnitz croit » qu'il faut laisser aux malades toute liberté sous » ce rapport; je pense que c'est une erreur, et » plusieurs faits, dont j'ai été témoin, me confir- » ment dans cette opinion. Sans doute, il ne faut » pas imposer la diète à des hommes qui mènent » une vie active, qui, chaque jour, éprouvent des

» pertes considérables par la sueur et le bain froid ;
» mais il faut éviter aussi que le foie, l'estomac et
» tous les organes de la digestion ne soient fati-
» gués par le travail excessif qu'un appétit glouton
» leur impose.

» Le dîner est servi avec une lenteur germa-
» nique désespérante ; il ne dure pas moins d'une
» heure et demie. Lorsqu'il est terminé, le malade
» doit se promener de nouveau sans être jamais
» arrêté par le mauvais temps. Entre trois et quatre
» heures, il se rend à la douche. C'est ici qu'il faut
» reconnaître que Priessnitz n'a rien fait pour sé-
» duire l'imagination.

» Les douches, au nombre de cinq, sont au
» milieu d'un bois de sapins plantés sur la mon-
» tagne, au-dessus et à un quart de lieue de Græ-
» fenberg. Ce sont des baraques en planches, for-
» mant une espèce de chambre fermée dans la-
» quelle on se déshabille ; dans une pièce attenante
» tombe un filet d'eau, du diamètre de deux ou
» trois doigts, amené par un conduit en bois qu'ali-
» mentent de petits ruisseaux qui rampent sur le
» flanc de la montagne. Depuis la fin de l'année
» 1842, l'une d'elles, élevée aux frais des malades,
» offre une construction plus satisfaisante ; on y a
» même mis un poêle pour l'hiver.

» L'une de ces baraques, celle qui est exclusi-
» vement destinée aux femmes, est ouverte par le
» haut ; c'est là, quelque temps qu'il fasse, été

» comme hiver, que les dames les plus délicates » s'exposent, le corps complètement nu, à l'action » de la douche.

» La première impression produite par la chute » de l'eau est pénible; mais, bientôt, l'effet de la » percussion et la réaction de l'organisme contre le » froid rougissent la peau, rétablissent l'équilibre, » et font éprouver à beaucoup de personnes une » sensation si agréable, qu'on est obligé de pren» dre des précautions pour qu'elles ne dépassent » pas le temps prescrit qui, ordinairement, est de » quatre à cinq minutes. Après la douche, le ma» lade s'essuie, s'habille, remet la ceinture abdo» minale, et retourne à grands pas dans son appar» tement. Il jouit de sa liberté jusqu'à sept heures » et demie; à ce moment, la cloche sonne pour » l'appeler au souper. Ce repas est la répétition » exacte du déjeuner : un ou deux verres de lait » froid et un morceau de pain bis en font tous les » frais. Tel est le régime auquel sont soumis les » hommes habitués au luxe de la civilisation. On » rencontre bien, par intervalle, des caractères » difficiles qui prétendent échapper à la règle » commune ; mais ils sont bientôt dominés par » l'exemple de ceux qui les entourent, et ils revien» nent d'eux-mêmes, lorsqu'ils ont compris que la » plupart des maux qui affligent l'homme sont » la conséquence et en quelque sorte la punition » de l'abandon de la sobriété et du travail.

» La journée du lendemain ramène les obliga-
» tions et les fatigues de la veille. On roule ainsi
» dans un cercle d'occupations qui absorbent tous
» les instants, et les malades, sans cesse préoc-
» cupés des soins à donner à leur personne, sont
» rarement atteints d'ennui. »

Telle est la vie de Græfenberg. La médication qui vient d'être décrite pour un cas supposé de rhumatisme, n'était plus exactement la même lorsqu'il s'agissait d'une autre affection ; mais, si les applications étaient variées, le traitement restait identique. Pour donner une idée exacte de la formule de l'hydrothérapie empirique, énumérons quelques-uns des procédés dont se servait Priessnitz. Le drap mouillé jouait dans sa pratique un rôle très-important : il s'en servait dans les cas de fièvre comme antiphlogistique ; pour obtenir ce résultat, le drap devait être renouvelé toutes les dix minutes au moins ; d'autres fois, on pratiquait avec le drap mouillé, mais fortement tordu, des frictions excitantes sur diverses parties du corps ; on s'en servait enfin pour obtenir la sudation.

Les malades prenaient en outre, dans le cours de la journée, un ou plusieurs bains de siége dans des baquets en bois contenant de trois à quatre pouces d'eau. Priessnitz usait largement de bandages et compresses excitantes appliqués sur diverses parties du corps, et particulièrement sur les points douloureux. Dans certains cas, le malade était soumis à des bains partiels de pied, de jambe, de coude, de tête. Inutile de rappeler, je pense, que l'eau qu'on employait était toujours froide. Pour prendre un bain de rosée, on devait se promener, matin et soir, une demi-heure, pieds nus, sur l'herbe mouillée. Je n'entrerai point ici à ce sujet dans de plus longs détails; je me réserve dans la partie théorique de l'ouvrage, en décrivant les divers appareils employés aujourd'hui dans les établissements hydrothérapiques, de compléter ces notions.

Si l'on recherche maintenant suivant quelles doctrines la méthode hydrothérapique était appliquée à Græfenberg, on se trouve en présence de théories humorales qu'il importe de signaler, puisqu'elles nous serviront plus tard à établir la différence qui sépare l'hydrothérapie scientifique et rationnelle du système imaginé par Priessnitz. Notons, en passant, que ces idées sont encore partagées par quelques médecins hydropathes.

Priessnitz suppose que chez tous les malades le sang est plus ou moins chargé de matières peccantes, de principes morbifiques qui détruisent l'union et l'harmonie qui doivent exister entre chacune des parties constitutives de notre corps. Le remède doit donc tendre à rétablir l'équilibre, en éliminant au dehors *les mauvaises étoffes;* il doit aider la nature à réagir pour rejeter le mal qui est venu apporter le trouble dans la constitution. Pour produire cet effet, placé dans les conditions où la Providence l'avait mis, sans aucune notion médicale, Priessnitz devait nécessairement se servir des moyens les plus simples, les plus à sa portée. L'emploi de l'eau puisée à ces sources limpides qui murmurent autour de lui et l'usage fréquent des sueurs pour délayer et éliminer au dehors la matière morbigène, puis, comme accessoire, l'air vif de la montagne, l'exercice [1], un régime spécial : tels sont les moyens dont il s'est servi pour produire des miracles.

L'important, à Græfenberg, était d'obtenir des crises. Par l'emploi de l'eau à l'intérieur, moyen dont les malades abusaient, Priessnitz a pu produire des excrétions urinaires très-abondantes, et qui constituaient, du côté de ces organes, une élimination jugée par lui nécessaire. Les applications extérieures d'eau froide souvent répétées dans la journée, les frictions avec le drap mouillé, l'emploi des compresses humides sur divers points du corps,

[1] L'exercice, dit M. Schedel, consiste en longues promenades et en divers mouvements destinés à fortifier les muscles des membres supérieurs, tels que l'action de scier et de couper du bois. Tous les malades sont pourvus d'une scie, d'un chevalet et d'une hache ; les dames, les jeunes personnes comme les hommes, sont obligées de fendre et de scier du bois. Les douches à Græfenberg ne se prennent que lorsque le corps a été préalablement échauffé par l'exercice, et c'est pour cela que Priessnitz les a placées à vingt minutes de son établissement.

tenaient la peau dans un état continuel d'excitation. Sous cette influence, on voyait se produire des abcès, des furoncles que les malades devaient accepter avec plaisir comme tendant à purifier leur corps. On appelait ces phénomènes des crises, et on en saluait l'apparition avec reconnaissance, malgré les douleurs intolérables que cela amenait le plus souvent, parce qu'on y puisait l'espoir de la guérison. Le bas-ventre était, en général, la région la mieux favorisée sous ce rapport ; on y voyait surgir une quantité prodigieuse d'éruptions cutanées provoquées par l'application continuelle de la ceinture abdominale *(leibbende)*. Rendons grâce, en passant, à l'hydrothérapie scientifique et rationnelle, qui a prouvé que ces divers mouvements excrémentitiels ne sont pas indispensables pour le rétablissement de la santé, puisqu'elle a obtenu, sans *crises*, des guérisons aussi fréquentes et aussi remarquables que celles de Priessnitz. Elle a pu, de cette façon, et par des améliorations hygiéniques, attirer à elle un bien plus grand nombre de malades que la crainte de ces phénomènes douloureux ou la rudesse des procédés de Græfenberg n'aurait pas manqué d'éloigner de cette médication, au moins en France.

« Dans le principe, dit Rull, qui a habité quatre » ans l'établissement de Græfenberg et en a suivi » tous les traitements, n'ayant affaire qu'à des » gens de la campagne, d'une constitution robuste,

» entièrement étrangers aux raffinements d'une
» civilisation fausse et énervante, à des gens qui ne
» donnaient pas tout leur temps aux soins de la
» propreté, Priessnitz a pu tailler en plein drap
» dans ces natures fortes et énergiques, et les a
» soumises aux transpirations journalières. Peu à
» peu, à mesure que sa réputation dépassait le
» cercle étroit où il agissait, où il guérissait, lui
» sont arrivés les malades épuisés par les méde-
» cins, saturés de drogues, affaiblis, énervés,
» dans un état désespéré. La première méthode
» curative ne pouvait plus convenir aux victimes
» des médecins, de la médecine, de la civilisation.
» Ces spasmes, ces vapeurs, ces maladies de nerfs,
» ces constitutions affaiblies, amollies par le luxe,
» ne pouvaient supporter le régime curatif dont se
» jouait l'organisation vigoureuse des campagnards.
» Il changea complètement le mode de cure; il
» supprima les transpirations, et les remplaça par
» les draps mouillés. »

Provoquer des sueurs abondantes, des éruptions cutanées, des furoncles, des abcès, de la diarrhée, des vomissements, un flux hémorrhoïdal pour éliminer au dehors les matières peccantes, les principes nuisibles, les *mauvaises étoffes* (comme disait Priessnitz), tel était donc le but de la médication employée par lui dans les affections chroniques. Il employait aussi sa méthode dans quelques cas de maladies aiguës, et il assurait s'être guéri lui-même d'une fièvre chaude par un séjour de dix heures dans les grandes cuves qui servaient de piscine à Græfenberg. Mais les cas où il a pu l'employer ont dû nécessairement être assez rares, puisque tous les malades qui s'adressaient à lui étaient atteints d'affections très-anciennes.

Au début de son établissement, Priessnitz acceptait tous les malades qui venaient à lui ; mais, plus tard, instruit sans doute par les revers, il avait fini par refuser son traitement à toutes les personnes atteintes de toux ou d'épanchement dans le ventre. Il ne voulait pas non plus accorder ses soins aux personnes très-âgées ; quant aux enfants, il croyait pouvoir les soumettre sans danger au traitement hydrothérapique, puisqu'il en avait fait l'expérience dans sa propre famille [1].

La durée du traitement est une chose très-importante en hydrothérapie, et il est souvent bien difficile de contenir l'impatience des malades. Il faut avouer que, sous ce rapport, Priessnitz a été heureusement favorisé par la position où la nature l'avait mis, ce qui n'a pas peu contribué à amener

[1] « Malgré sa confiance dans le génie de son mari, Mme Priessnitz craignit les effets de l'eau sur la constitution si fragile d'un jeune enfant, et désira que leur premier-né reçût les soins d'un médecin ; l'enfant mourut, et Mme Priessnitz, mieux éclairée, laissa dorénavant son mari traiter par l'hydrothérapie les sept autres enfants issus de leur mariage. Tous vivent et jouissent d'une excellente santé. » (RULL.)

les éclatants succès qu'il a obtenus. Græfenberg, en effet, est à une hauteur de 1,400 pieds au-dessus du niveau de la mer; pour entreprendre un voyage vers cette *montagne de l'Espérance*, par des chemins impraticables ou couverts de neige une partie de l'année, il fallait être riche et réellement malade; une fois installé, c'était une raison de plus pour y séjourner jusqu'à complète guérison. Aussi quelques personnes y sont-elles demeurées un an, d'autres deux et trois ans; le prince de Lichtenstein, plus de six années.

Priessnitz considérait l'automne et l'hiver comme les saisons les plus favorables pour suivre son traitement; et les malades s'y soumettaient très-volontiers, malgré les rigueurs extraordinaires du climat. Or, on sait qu'à Græfenberg le feu était presque inconnu dans les chambres des malades, et ce n'était qu'avec des applications froides et de l'exercice qu'ils devaient contrebalancer l'action d'une température glaciale. Dans notre monde civilisé, à Bordeaux comme ailleurs, lorsqu'on a froid, l'hiver, on se chauffe; il vaudrait bien mieux cependant, à l'exemple des clients de *notre docteur d'eau*, se laver le visage, le cou avec une serviette trempée dans l'eau froide, ouvrir la fenêtre, faire de l'exercice, se rendre à l'établissement hydrothérapique du Bouscat pour y prendre une bonne douche de quelques minutes, puis rentrer à pied en ville. Quelle santé robuste, forte, apte à résister aux rigueurs de la saison et aux éventualités de maladies, on acquerrait ainsi! et ce serait encore bien moins pénible, ce me semble, que tous les traitements subis à Græfenberg par ces riches venus de toutes les parties du monde.

Il faut dire aussi que le caractère de Priessnitz contribua beaucoup au succès de sa méthode. Doué d'une volonté ferme, d'un langage simple, mais plein d'autorité, d'une persévérance à toute épreuve, il ne se laissait vaincre par aucune indocilité, ne cédait le pas à aucune révolte, ne pliait devant aucune faiblesse. Il aimait ses malades, mais ne les flattait jamais; il les guérissait souvent par force.

Je vais terminer ici cet aperçu historique en disant que, malgré ses défauts, ses erreurs, ses exagérations, l'hydrothérapie empirique a rendu aux malades et à la science des services signalés; elle a frayé les voies à l'hydrothérapie scientifique et rationnelle, devenue aujourd'hui l'arme la plus puissante de la thérapeutique dans les affections chroniques. Quant à Priessnitz, digne au plus haut point de la reconnaissance des nations, il est mort en 1852, laissant à ses enfants plusieurs millions [1]!

[1] L'établissement de Græfenberg subsiste encore; ce sont les fils de Priessnitz qui le dirigent, avec autorisation du Gouvernement autrichien, et la méthode continue à y être appliquée dans toute sa rudesse primitive.

CHAPITRE III.

DE L'HYDROTHÉRAPIE DEPUIS PRIESSNITZ.

Nous avons vu au milieu du 18e siècle deux médecins célèbres, Currie en Angleterre et Pomme en France, employer hardiment l'eau froide au traitement des maladies aiguës et chroniques. Mais leur méthode, qui résume à peu près tout ce que les siècles précédents avaient produit, était presque complètement délaissée au moment où s'ouvre le 19e siècle. C'est qu'en thérapeutique, comme en bien d'autres choses, l'esprit humain semble obéir à ce besoin incessant de nouveautés qui est l'apanage de son caractère. Nous avons dit ailleurs que tous les grands moyens dont dispose l'art de guérir ont eu leur moment de vogue et d'abandon, et comme exemple fameux nous rappellerons ici l'arrêt rendu en 1666 par le Parlement de Paris contre l'émétique.

Priessnitz paraît, et, grâce à son énergie, à sa persévérance, peut-être aussi à l'*absence de toute idée médicale préconçue*, il donne à l'hydrothérapie une extension inconnue jusqu'à lui. L'Allemagne accueille avec enthousiasme la méthode de l'empirique Silésien, et se prend à répéter partout les procédés de Græfenberg. L'hydrothérapie quitte son berceau, et des établissements analogues se fondent en Angleterre, en Prusse.

La France fut plus longue à adopter ce nouveau système, dont les doctrines humorales semblaient trop en désaccord avec ses idées physiologiques et pathologiques. Elle attendit qu'une voix éloquente, mettant en rapport les miracles produits par la méthode de Priessnitz avec nos connaissances physiques, chimiques et physiologiques, vînt démontrer que l'hydrothérapie est la plus puissante de toutes les méthodes, *sédative*, *reconstitutive*, *antiphlogistique*, *excitatrice*, *résolutive*, *dépurative*, *hygiénique*.

Les voies, d'ailleurs, avaient été frayées à l'hydrothérapie scientifique et rationnelle par des noms illustres qui sont les gloires médicales de la France. Ainsi, Récamier employait souvent l'eau froide; ses expériences à ce sujet datent de la même année que celles de Priessnitz. En 1821, le Dr Guersent avait publié dans le *Dictionnaire de Médecine*, en vingt-un volumes, un article fort bien fait où les affusions froides sont recommandées comme un moyen puissant. Lisfranc, dans sa thèse inaugurale, avait conseillé l'emploi de ce moyen dans le traitement de la chorée, et Dupuytren lui-même n'opposait pas d'autre remède à cette affection, prétendant qu'il en avait obtenu des succès presque constants.

L'attention du monde médical était donc éveillée; mais la nouvelle méthode comptait encore très-peu de prosélytes en 1839. A ce moment, MM. Engel et Wertheim, médecins allemands, sollicitèrent du Gouvernement l'autorisation de fonder à Paris un dispensaire où pût être appliquée la méthode de Priessnitz. Cette demande fut soumise à l'appréciation de l'Académie royale de médecine, qui, dans sa séance du 18 août 1840, répondit par l'organe de son rapporteur, M. Roche, que l'hydrothérapie n'ajoutant rien à nos connaissances sur l'emploi de l'eau comme moyen de guérir, il y avait lieu de ne pas donner d'autorisation.

Malgré cette réponse peu favorable et qui prouvait de la part de son auteur une opposition systématique ou une connaissance insuffisante du traitement des maladies par la sueur, l'eau froide, le régime et l'exercice, de ses résultats avantageux dans les affections chroniques, quelques hommes recommandables prirent la résolution d'étudier la nouvelle méthode. Pour forcer l'opinion, M. Wertheim fit des expériences dans le service des docteurs Gibert et Devergie, médecins de l'hôpital Saint-Louis, sur des maladies de la peau jugées incurables. Les résultats furent assez satisfaisants pour mériter à leur auteur des remercîments de la part du conseil général des hôpitaux de Paris, qui autorisa la continuation du traitement et l'installation des appareils nécessaires.

En 1840, le Dr Baldou fait un voyage à Græfenberg. Il va étudier auprès de Priessnitz les divers procédés dont se compose sa méthode, et revient fonder aux Thermes, près Paris, le premier établissement hydrothérapique qui ait été ouvert en France.

Le 20 septembre 1842, le Dr Scoutetten quitte Strasbourg chargé, par le ministre de la guerre, d'aller étudier en Allemagne la méthode de Priessnitz, et de faire à ce sujet un rapport. Il parcourt dans ce but les royaumes de Wurtemberg et de Bavière, les États autrichiens, la Hongrie, la Bohême, la Silésie, arrive à Græfenberg, où il reçoit de Priessnitz un accueil favorable, et rentre en France après avoir visité les établissements hydrothérapiques de la Prusse, de la Saxe et de la Belgique. Pleinement édifié sur les formes variées de la nouvelle médication par l'eau, sur les heureux résultats qu'elle produit, sur les cas où elle semble le mieux convenir, il publie, l'année suivante, son *Traité d'hydrothérapie, ou l'Eau au point de vue hygiénique et médical.*

« Les médecins [1], dit-il en terminant son rap-
» port, se sont peu occupés de l'hydrothérapie ; ils
» n'y ont vu presque tous qu'un moyen violent qui
» n'est parvenu à exciter la curiosité publique que
» par la singularité des pratiques, et qui s'éloigne

[1] Scoutetten, ouvrage cité, pag. 69.

» trop de leurs doctrines médicales pour mériter » leur attention. Le temps est venu où cette situa- » tion doit changer ; les faits existent, ils sont » nombreux, ils se reproduisent chaque jour. Il » faut que la science s'en empare, les étudie avec » soin, les analyse dans leurs moindres détails ; » et, si elle leur reconnaît une valeur réelle, elle » doit les défendre contre les *attaques* ou le *dédain* » des *incrédules* ou des *opposants intéressés.* »

L'année 1842 a vu s'ouvrir à Pont-à-Mousson, petite ville du département de la Meurthe, deux établissements hydrothérapiques, où sont accourus en foule les malades de Nancy, Metz, Toul, Thionville et autres lieux environnants. Le vent souffle partout à l'hydrothérapie ; on voit paraître les ouvrages des Drs Baldou, Schedel, Lubansky, Vidart sur cette matière, et s'ouvrir de nouveaux établissements. Cet engouement mérité est dû aux heureux résultats que produit la médication hydrothérapique par son intervention dans les maladies chroniques et par le rétablissement des lois de l'hygiène sur des bases plus solides.

L'apparition en 1852 du *Traité pratique et raisonné d'hydrothérapie* a imprimé à la méthode un nouvel élan des plus favorables et que nous avons fait pressentir au commencement de ce chapitre. Dans cet ouvrage du Dr Fleury, médecin de l'Empereur et fondateur de l'établissement hydrothérapique de Bellevue (près Paris), se trouvent posées les véritables bases de l'hydrothérapie scientifique et rationnelle, de façon à défier les oppositions de *bonne foi*. Mettant de côté les théories humorales de Priessnitz et de ses partisans aveugles, analysant avec une scrupuleuse attention les divers procédés dont se servait l'hydrothérapie empirique, M. Fleury en déduit que l'hydrothérapie, appliquée rationnellement, méthodiquement, et non pas d'une façon systématique, exclusive, peut être avouée par la science, puisqu'elle nous apparaît parfaitement en rapport avec l'état actuel de nos connaissances en physiologie, en pathologie et en thérapeutique.

Depuis la séance académique du 18 août 1840, une immense révolution s'est donc accomplie : l'hydrothérapie a fait son chemin dans le monde; elle s'est acquis les faveurs d'un grand nombre de médecins assez désintéressés pour chercher avant tout le soulagement de leurs malades, et surtout les sympathies du public assez osé pour secouer le joug où voulait autrefois le retenir ou l'ignorance ou la cupidité; et comme pour aider au triomphe de la vérité, tout ce qu'il y a de grand en France dans l'industrie ou dans les arts se sert à cette heure de l'hydrothérapie comme d'une pratique journalière et essentielle de la vie. Si la discrétion ne nous imposait des bornes, nous pourrions citer certains palais, certaines villas où ont été établies de véritables salles hydrothérapiques, aussi riches que les thermes fameux des empereurs et des patriciens de Rome.

Disons, en terminant, que l'hydrothérapie est encore considérée par quelques médecins comme une dernière ressource, un moyen extrême qu'il n'est permis d'employer qu'après avoir épuisé *à domicile* tous les autres procédés de la thérapeutique. C'est là une grave erreur qu'il importe de détruire, parce qu'elle contribue à apporter, dans la durée du traitement hydrothérapique, une longueur de temps qui souvent désespère les malades. Lorsqu'on se sera habitué à avoir recours à l'hydrothérapie dès le début des maladies qu'elle traite avec succès, nul doute qu'elle guérira plus vite et plus sûrement que tous les autres modes de traitement.

On a dit que l'hydrothérapie était une médication de luxe dont on pouvait fort bien se passer; d'autres n'ont pas craint d'inventer mille raisons de doute, d'incertitude, des prétextes de faiblesse, des craintes de congestion vers le cerveau, pour détourner les malades d'avoir recours à cette puissante médication. D'où qu'elles partent, ces oppositions n'empêcheront pas l'hydrothérapie de se placer au premier rang parmi les moyens dont on doit se servir pour soulager ou prévenir les souffrances de l'homme. Elles seront toutes dictées par des détracteurs intéressés ou aveugles, auxquels nous opposerons pour toute réponse les lignes suivantes empruntées à la clinique hydrothérapique de M. le Dr Fleury :

« Dire, comme le font certains praticiens haut
» placés, que l'hydrothérapie c'est toujours la même
» chose ; vouloir, dans un but mercantile et pour
» se ménager des visites fréquentes et largement
» rétribuées, traiter les malades à domicile ou les
» confier à des mains subalternes dans quelque
» établissement non approprié, c'est mal compren-
» dre et servir ses intérêts, sa réputation de médecin
» et sa renommée d'honnête homme [1]. »

N. B. L'accueil favorable que le corps médical de la Gironde a fait à l'établissement hydrothérapique du Bouscat m'impose l'obligation de dire ici que presque partout, à Bordeaux, dans notre département et les départements voisins, je n'ai rencontré que de sympathiques adhésions.

[1] *Clinique hydroth. de Bellevue,* 1er fascicule, page 7.

DEUXIÈME PARTIE.

MÉTHODE ET THÉORIE.

CHAPITRE PREMIER.

ÉLÉMENTS DE L'HYDROTHÉRAPIE.

Les éléments principaux qui constituent la médication hydrothérapique ont été mis par la nature à la portée de tous. Ce sont : l'eau froide à l'extérieur et à l'intérieur, les sueurs, un régime approprié à chaque cas, l'exercice et le séjour à la campagne. Quel est le rôle de chacun de ces éléments? C'est ce que nous allons faire ressortir dans les pages qui vont suivre.

Qualité de l'eau ; sa température. — Il faut que l'eau qu'on emploie dans les applications hydrothérapiques soit de l'eau de source, claire, limpide, fraîche, parfaitement oxygénée ; qu'elle offre, en un mot, tous les caractères de l'eau potable. L'eau des fleuves ou des rivières ne serait nullement convenable. Celle qui séjournerait plusieurs heures dans des réservoirs, quelle que fût leur nature, perdrait une partie de ses propriétés, et serait exposée à acquérir une température beaucoup plus élevée que ne le comporte la méthode. L'eau dont on se sert en hydrothérapie doit avoir une température constante qui ne dépasse jamais 12° centigrades.

Elle doit être assez abondante pour pourvoir aux immenses besoins d'un établissement, de façon à ne pas imposer au médecin l'obligation d'en user avec une parcimonie méticuleuse, et cela au détriment des malades.

M. Schedel insiste surtout sur la proportion d'air que l'eau doit renfermer : « On reconnaît, dit-il, que l'eau est convenablement aérée quand, en y mêlant une solution de sulfate de fer au minimum, et ajoutant quelques gouttes d'ammoniaque, il se forme un précipité blanc qui passe au vert, puis au jaune ; cette opération doit se faire dans un flacon bien fermé [1]. »

L'eau dont on se servait à Græfenberg était de l'eau qui arrivait des montagnes, amenée par des tuyaux en bois. Les divers établissements de la France sont alimentés par de l'eau de source. Sous

[1] Schedel, *Examen clinique de l'hydrothérapie*, page 34. Paris, 1845.

ce rapport, l'établissement du Bouscat est admirablement disposé : l'eau qui alimente la buvette ou les divers appareils est excellente à boire; sa température est de 8°. Elle est fournie par cette nappe d'eau qui, partant des Pins-Francs, vient à Laseppe-Tivoli pourvoir aux besoins de la ville de Bordeaux. Elle est pompée au fur et à mesure que le service l'exige, et séjourne peu ou pas dans les réservoirs.

Je veux d'autant plus insister sur ce point, que, pour fonder mon établissement, j'ai été obligé de chercher pendant deux mois, aux portes de la ville, une eau qui m'offrît toutes les conditions indispensables. Il importe, en outre, de détruire l'idée accréditée à Bordeaux par certain médecin, qu'il était possible de faire de l'hydrothérapie avec l'eau de la Garonne, administrée uniquement et toujours sous forme de douche en pluie et en jet. Il n'est pas, à mon sens, une eau remplissant moins ce but que celle-là. L'eau de la Garonne est continuellement chargée d'un limon épais, auquel elle emprunte des qualités émollientes qui peuvent rendre en médecine de très-grands services; mais elle est loin de présenter les propriétés astringentes des eaux de montagne ou de source qui rendent ces eaux aptes aux applications hydrothérapiques. Je crois, en outre, que la simplicité des appareils (douche unique en pluie et en jet) ne permettait pas de parer à toutes les indications.

§ 1er. — EAU FROIDE A L'EXTÉRIEUR.

Nous venons de voir que, même pour les applications extérieures, l'eau dont on se sert en hydrothérapie doit offrir tous les caractères de l'eau potable ; examinons maintenant les principales formes d'application.

1° *Piscine ou grand bain ; immersion.* — Le malade, après s'être mouillé le front, la tête et la poitrine, se jette tout d'un trait dans le grand bain et y exécute le plus de mouvements possibles, de façon à contrebalancer, par cet exercice, l'action du froid sur tout l'organisme. Les piscines doivent être assez larges et assez profondes pour que le malade puisse s'y mouvoir à l'aise et même s'y livrer à la natation. La durée de ce bain varie de quelques secondes à trois ou quatre minutes. Lorsque les malades sont trop faibles pour descendre d'eux-mêmes dans le grand bain, on les place dans un drap tenu par plusieurs aides, et on les plonge de une à cinq fois dans l'eau. La piscine se prend, en général, le matin à la sortie du lit, ou plus tard, pour mettre fin à la transpiration. C'est le moyen dont on se sert le plus comme calmant, en hydrothérapie.

2° *Bain partiel ; lotion et friction.* — Le malade est assis dans une baignoire ordinaire contenant sept ou huit pouces d'eau, dont la température peut être portée jusqu'à 15 ou 20° centigrades. Il se frotte la poitrine et le ventre, pendant que le baigneur et ses aides lui frottent avec des linges et des éponges imbibés d'eau, ou mieux, avec les mains, la partie postérieure du dos, les membres supérieurs et inférieurs. La durée de ce bain peut être de quelques minutes. On s'en sert, en général, lorsque les malades sont faibles ou au début d'un traitement hydrothérapique. Il faut alors diminuer chaque jour la température de l'eau pour amener graduellement le malade à supporter, après quelques jours, les applications tout à fait froides. Ce moyen est souvent employé comme dérivatif, dans certains cas de congestions cérébrales ou thoraciques; on y joint alors des affusions d'une eau plus froide sur la partie congestionnée.

3° *Affusions; ablutions.* — Ces moyens peuvent être employés à domicile. Pratiquées en sortant du lit, les ablutions constituent la meilleure de toutes les méthodes hygiéniques et prophylactiques. Les personnes qui en font usage doivent se servir d'eau la plus fraîche possible; sans eau froide, la réaction serait impossible à produire, et cette pratique ne constituerait plus alors qu'une mesure de propreté sans action spéciale. Je conseille aux malades qui ont suivi pendant quelque temps un traitement hydrothérapique complet dans un établissement, d'en faire usage comme moyen préventif contre le retour de leur affection.

Le patient, assis ou debout dans un baquet destiné à cet usage, reçoit sur tout le corps une quantité d'eau déterminée et qui doit tomber d'une certaine hauteur. On peut se servir, à cet effet, d'un arrosoir, d'une carafe, ou de tout autre vase[1] qu'on voudra, pourvu qu'il laisse tomber l'eau petit à petit.

4° *Frictions avec le drap mouillé.* — Ce procédé était généralement employé à Græfenberg; il est encore aujourd'hui d'un usage très-fréquent en hydrothérapie. On se sert, à cet effet, d'un drap de grosse toile parfaitement imbibé d'eau froide et plus ou moins tordu, suivant la plus ou moins grande soustraction de calorique qu'on veut opérer. Le malade arrive à la salle de douche enveloppé dans une couverture de laine, dont il se débarrasse promptement pendant qu'un aide lui place le drap mouillé sur les épaules et l'en entoure complètement. La première sensation est peu agréable, il se produit un sentiment de froid assez pénible; mais bientôt, grâce aux frictions énergiques pratiquées sur tout le corps, une douce chaleur se manifeste, la peau rougit, et une sensation agréable

[1] Que nous sommes loin d'avoir atteint la perfection où les Romains étaient arrivés ! Pour s'en convaincre, il suffira de lire des descriptions de vases et ustensiles trouvés à Pompeï et à Herculanum, et qui, répartis dans les diverses salles composant les thermes fameux de Rome ou de ses provinces, servaient aux ablutions.

fait place au sentiment pénible du début. Ces frictions durent quatre à cinq minutes, après quoi le malade s'essuie avec un drap bien sec, s'habille et va se promener.

Parfois, lorsque le drap est échauffé, on le mouille de nouveau une ou plusieurs fois, soit en le plongeant dans un vase contenant l'eau destinée à cet effet, soit en versant sur le corps recouvert du drap un ou plusieurs arrosoirs d'eau.

Les frictions pratiquées ainsi avec le drap mouillé pendant quelques minutes produisent un effet excitant, révulsif. On les emploie au début d'un traitement par l'eau froide ou dans des cas de douleurs, de troubles nerveux, d'accidents hystériques.

5° *Drap mouillé.* — Si l'on veut obtenir un effet sédatif, antiphlogistique, le malade reste enveloppé, pendant plusieurs heures, dans un drap fortement mouillé, qu'on renouvelle toutes les cinq minutes, ou mieux dès qu'il est chaud. Ce traitement peut être employé pendant plusieurs heures, dans certains cas de fièvre avec chaleur considérable de la peau.

6° *Du bain de siége.* — Pour remplir certaines indications, on a construit des appareils qui étaient inconnus à Græfenberg : ainsi, le bain de siége à eau courante, le bain de cercle. Disons d'abord qu'on distingue deux espèces de bains de siége : l'un à eau dormante, l'autre à eau courante.

Pour prendre un bain de siége à eau dormante,

on doit se servir d'un vase en bois contenant de neuf à dix pouces d'eau dont la température peut varier de 8 à 20° centigrades. Pendant la durée de ce bain, on couvre, avec une couverture de laine, les parties du corps exposées à l'air. Généralement ce bain est employé dans un but de révulsion, de dérivation; sa durée doit être de dix à trente minutes. On peut alors verser, sur la partie enflammée ou congestionnée, de l'eau plus froide que celle contenue dans le bain de siége, ou y appliquer des compresses et des éponges mouillées.

Pour avoir une idée du bain de siége à eau courante, qu'on se figure un appareil dans lequel, au moyen d'une double enveloppe, l'eau arrive très-divisée et avec force par une foule de petits pertuis répandus à la surface du vase, et s'écoule complètement au fur et à mesure de son arrivée. Cet appareil permet, en outre, de donner une injection vaginale plus ou moins forte, et une douche périnéale. Employé pendant quelques minutes, ce bain agit comme tonique; si on veut en obtenir un effet sédatif, sa durée doit être plus longue, et l'eau plus froide que dans le cas précédent. Cet appareil rend d'immenses services dans certaines affections des organes abdominaux, génito-urinaires, la constipation, les hémorrhoïdes, la spermatorrhée, etc., etc.

7° *Bain de cercle.* — Ce bain consiste dans un tube vertical, garni d'autres tubes horizontaux et circulaires, percés, à leur face concave, de petits trous d'où s'échappent des filets d'eau qui convergent tous vers le même point. A la partie supérieure de l'appareil se trouve une tête d'arrosoir; en bas, une douche ascendante. Le malade est placé au centre de l'appareil, et reçoit de l'eau en petits jets sur toutes les parties du corps. Ce bain est employé dans les affections des organes abdominaux (gastrite, gastro-entérite); il a pu quelquefois arrêter le vomissement des femmes enceintes. « Les malades, dit Baldou, affectés d'irritations et de douleurs nerveuses se louent particulièrement de l'effet calmant de cette douche. »

8° *Bains de pieds froids.* — Ils sont employés pour opérer une dérivation sur la tête, ou pour rétablir la chaleur lorsque les extrémités inférieures sont habituellement froides. « Ils sont, dit Baldou, infiniment préférables dans ce cas aux bains chauds et sinapisés, qui ne font qu'augmenter la faiblesse et détruire la vitalité de ces parties; l'expérience le démontre tous les jours [1]. »

Si le bain de pieds doit produire un effet déri-

[1] On en retire l'effet que produit un bain sinapisé, avec cette différence que la dérivation obtenue par le pédiluve froid, sans être aussi prompte, se soutient beaucoup plus longtemps. Il en résulte naturellement que le bain chaud sinapisé aura la préférence lorsqu'on compte plus sur la rapidité que sur la durée des résultats, tandis que le pédiluve froid sera préférable dans le cas contraire.

vatif, on emploie de l'eau à 12 ou 15°. Le vase dans lequel on le prend doit être en bois, et contenir assez d'eau pour que les chevilles en soient couvertes. Le malade frotte vivement les pieds l'un contre l'autre ou les laisse frictionner par un aide. Ce bain peut durer une demi-heure, même une heure.

Si on emploie le bain de pieds dans le but de réchauffer ces parties, l'eau contenue dans le vase en bois doit être en très-petite quantité, et plus froide que précédemment. On y place les pieds préalablement réchauffés par des frictions ou de l'exercice, et on les y laisse pendant quatre ou cinq minutes, en ayant soin de les bien faire frotter. L'exercice, après ce bain, est indispensable.

9° *De quelques bains locaux.* — On peut employer en hydrothérapie des bains locaux de tête, de mains, de coude, de menton. Si on veut en obtenir un effet excitant, l'eau doit être tout à fait froide, l'application courte, et s'accompagner de frictions. Si l'on cherche, au contraire, à produire un effet calmant, on doit se servir d'eau à 15 ou 20°, et la durée du bain sera de quinze à trente minutes.

10° *Des douches.* — Ce moyen est le plus énergique de tous ceux qui sont employés en hydrothérapie; souvent il constitue à lui seul tout le traitement. On distingue les douches en douches verticales et horizontales. Elles peuvent être en pluie, en poussière ou en jet, suivant les indications. Les douches horizontales offrent cela de particulier, que le médecin peut facilement les diriger sur le point du corps qu'il veut.

Avant de prendre la douche verticale, si la sensibilité du malade est forte, si la suffocation est extrême, il importe qu'au préalable il se lave la tête, la figure et la poitrine avec de l'eau : la première sensation pénible disparaît, et le malade peut alors se mettre sous la douche. Il n'y a nul inconvénient, pour les personnes déjà habituées au traitement, de recevoir d'emblée la douche verticale.

Le patient se place sous la pomme d'arrosoir, la tête recouverte d'une serviette ou d'un serre-tête en taffetas gommé, et reçoit la pluie successivement sur le dos, les reins et les autres parties du corps. Le temps que doit durer la douche varie de une à plusieurs minutes; mais c'est toujours par degrés qu'on en prolonge la durée.

« La durée de l'application froide, dit M. Fleury, est la clef de voûte de l'édifice; sur elle repose tout entière l'action physiologique et curative du modificateur; par elle, celui-ci devient un agent excitant, ou bien, au contraire, un agent hyposthénisant. Par elle, l'effet produit imprime une activité salutaire à la circulation capillaire générale, ou bien, au contraire, donne naissance à une concentration du sang et à un ralentissement de la circulation. »

Dans certains cas, lorsqu'on laisse tomber la

douche sur la poitrine et l'abdomen, on doit en briser la force avec les mains.

Ce moyen a pour but d'obtenir une vive réaction sur la peau, qui est à la fois fortifiée et stimulée, et le malade doit aider à obtenir ce résultat, en frictionnant avec les mains les divers points du corps que l'eau frappe.

Avant de se placer sous la douche froide, il importe que la chaleur du corps ait été élevée par de l'exercice. Une promenade de vingt minutes, par exemple, est une bonne préparation pour recevoir la douche. Mais il faut avoir soin d'attendre que les battements du cœur soient un peu calmés et que la respiration ne soit plus haletante. Je conseille aux malades qui n'ont pu faire cet exercice préparatoire, de se faire frictionner par les baigneurs avant de se soumettre aux applications froides.

On rencontre quelquefois des malades chez lesquels les premières douches causent une impression très-vive, une suffocation, des palpitations très-fortes. On ne doit point se laisser effrayer par l'apparition de ces phénomènes; ils sont sans danger toutes les fois qu'ils ne se rattachent pas à une lésion organique, à une affection du cœur ou des poumons. Après quelques jours d'un traitement bien gradué, tous les malades, sans exception, peuvent supporter la douche, non-seulement sans éprouver aucun des phénomènes dont je viens de parler, mais encore avec plaisir.

Cela est tellement vrai, qu'on est souvent obligé d'employer toute son autorité pour que la douche ne se prolonge pas au delà du temps nécessaire.

§ 2. — EAU FROIDE A L'INTÉRIEUR [1].

Il est certain que l'eau est l'un des éléments les plus importants de l'organisme animal, et qu'elle joue un rôle essentiel dans la vitalité de tous les êtres. « Rien, dit M. Bérard, ne peut entrer dans l'économie ou en sortir sans avoir l'eau pour véhicule ; aussi nos aliments sont-ils dissous avant d'entrer dans les voies circulatoires. » Il y a beaucoup d'eau dans les individus à l'époque de leur jeunesse, d'où résulte pour eux la fraîcheur, la souplesse, la force ; lorsque la route de la tombe devient plus rapide et plus penchée, aux heures de la vieillesse, il y a dessèchement, absence d'eau, et par suite rigidité, difficulté de mouvements.

L'eau exerce sur l'organisme deux actions spéciales, suivant qu'elle est administrée à hautes doses ou à dose modérée. L'eau administrée à l'intérieur à *hautes doses* (vingt ou trente verres dans les vingt-quatre heures) exerce une action *alté-*

[1] Si l'on obéissait plus fréquemment aux indications naturelles, l'eau pure et simple, prise à la température ordinaire, serait de toutes les tisanes la plus usitée. (GUÉRARD, *Dict. de Médecine*, t. XI, pag. 23.)

rante et *sudorifique* qui permet de modifier la composition du sang. Aussi devra-t-on avoir recours à ce moyen chez les sujets pléthoriques ou goutteux.

Si, au contraire, les sujets sont anémiques, scrofuleux ou lymphatiques, il importe d'user de l'eau avec un discernement méticuleux. On est loin, d'ailleurs, de considérer l'administration de ce liquide à l'intérieur comme l'âme de l'hydrothérapie, il n'est qu'un auxiliaire utile dans le traitement.

De plus, n'oublions pas que les reins sont des organes éliminateurs; or, en sollicitant continuellement leur action par l'ingestion d'eau, on ne fait que surexciter cette importante fonction de l'économie. On obtient ainsi, dans certains cas, un renouvellement plus prompt des tissus de l'organisme, et ce moyen est d'un puissant secours dans un traitement dépuratif. Il faut, au début, en user graduellement, afin d'éviter tout accident du côté des organes digestifs, tels que nausées, vomissements, inappétence, diarrhée, etc. [1]

§ 3. — SUDATION.

Avant toute chose, la sudation joue un rôle dans la médecine hydrothérapique. Priessnitz, avec son

[1] On sait que l'eau pure et fraîche est la boisson la plus saine, la plus fortifiante, la seule désaltérante; aussi tous les

instinct médical très-prononcé, avait compris la valeur de cet agent. Il avait pensé que l'élimination des matières altérées de l'économie devait, plus que toute autre chose, restituer aux fonctions organiques leur primitive force et leur primitive pureté. Une tradition éternelle, pour ainsi dire, l'aidait dans son intuition, si sûre d'ailleurs. Aussi vieille que le monde lui-même, cette tradition raconte, dans les campagnes comme dans les cités, qu'il faut, dans la plupart des maladies, provoquer la transpiration par des moyens artificiels.

A Græfenberg, on obtenait la transpiration, soit en enveloppant le malade dans la couverture de laine, soit en l'entourant d'un drap mouillé. Ces procédés peuvent encore être employés dans certains cas; mais on leur préfère généralement aujourd'hui l'étuve sèche.

1° *De la transpiration dans la couverture de laine.* — Elle s'obtient de la façon suivante : Le malade se couche sur une couverture de laine étendue sur son lit; les côtés de la couverture sont relevés et

êtres animés de la création en font-ils usage. Le luxe des fontaines chez les anciens prouve qu'ils avaient mieux que nous le sentiment du vrai en hygiène. Remercions donc nos édiles d'avoir établi à Bordeaux des fontaines, où riches et pauvres peuvent satisfaire à leur gré ce besoin réel de la vie. Espérons surtout que tous les obstacles qui tendraient à nuire à la clarté, à la fraîcheur, à la pureté de nos eaux, seront vite aplanis, cela dans l'intérêt matériel de notre population.

pliés sous son corps, de façon à concentrer autour de lui tout le calorique qui en rayonne. Cette enveloppe doit serrer le corps assez fortement pour empêcher l'air de pénétrer, mais de manière à ne point gêner la respiration; on place par-dessus un ou plusieurs édredons. Après un temps plus ou moins long, suivant les dispositions individuelles, mais qui dure en général plusieurs heures, la sueur commence à se montrer et envahit successivement toutes les parties du corps. On la laisse couler durant le temps nécessaire pour obtenir l'effet désiré, et la séance se termine par une application extérieure d'eau plus ou moins froide.

2° *De la transpiration dans le drap mouillé.* — Ce procédé ingénieux est entièrement dû à l'esprit inventif de Priessnitz. On se sert à cet effet d'un drap de grosse toile, dont on exprime l'eau au degré voulu. On place sur le lit, dont on a préalablement retiré le matelas, une couverture de laine très-épaisse, et par-dessus le drap mouillé. Le malade se couche, et on l'enveloppe comme un enfant au maillot, d'abord dans le drap mouillé, puis dans la couverture, par-dessus laquelle on place un lit de plumes. Les malades restent plusieurs heures dans cet appareil, qui finit par amener une transpiration plus ou moins abondante. Nous avons dit ailleurs que Priessnitz avait presque abandonné ce procédé pour lui substituer les frictions avec le drap mouillé.

Lorsque le temps fixé pour la sueur est expiré,

le baigneur dégage les pieds du patient, qui va se plonger dans le grand bassin.

3° *De la transpiration dans l'étuve sèche.* — Les enveloppements dans la couverture de laine ou dans le drap mouillé ne produisent la sueur qu'en élevant la température de l'atmosphère circonscrite entre le corps et les moyens qui servent à l'emmaillotter.

Cela posé, M. le Dr Fleury en est venu à appliquer le calorique comme agent principal de la médication sudorifique. Il a pu par ce procédé graduer à volonté l'intensité de la chaleur, et réduire considérablement le temps nécessaire à la transpiration; cela à la grande satisfaction des pauvres patients.

Le malade est placé sur un siége élevé, le corps complètement nu. On l'entoure avec des couvertures de laine, ramenées de façon à interdire tout accès à l'air. Une lampe à alcool, munie de quatre becs, est allumée sous le siége. Aussitôt que la sueur commence à couler, on ouvre la fenêtre du cabinet de sudation pour permettre à l'air extérieur de pénétrer librement, et on donne à boire au malade, toutes les dix minutes, un demi-verre d'eau fraîche.

Notons ici la parfaite différence qui sépare la transpiration dans l'étuve sèche de celle obtenue par les procédés employés dans les *bains russes.* La tête est dégagée des couvertures qui enferment le corps, la circulation est calme, la respiration normale, puisqu'elle s'accomplit aux dépens de l'air frais qui pénètre dans l'appartement; on évite ainsi les suffocations, les palpitations de cœur, les étouffements, tous accidents qui ne manquent pas de se produire très-souvent dans les étuves où l'on respire de l'air chauffé.

Le malade reste ainsi enveloppé trente à quarante minutes, et l'opération se termine par un bain froid ou une douche froide. Lorsqu'on se propose de provoquer une excitation de la peau, une irritation, de produire un effet révulsif, la température de l'étuve doit être portée rapidement à + 60 ou 65°; si, au contraire, on veut obtenir un effet sudorifique, spoliatif ou dépuratif, on doit s'arrêter entre + 40 et 50°. Aussi a-t-on soin, dans ce dernier cas, dès que la température est arrivée au point le plus convenable et que la sueur commence à paraître, d'éteindre un ou plusieurs becs de la lampe; on peut ensuite prolonger l'opération jusqu'à ce que la sueur ruisselle sur tout le corps et imbibe le plancher. Au début, il faut avoir soin de placer un thermomètre dans l'intérieur de l'étuve; c'est un moyen très-sûr de reconnaître l'élévation de la température la plus convenable pour obtenir l'effet demandé; cette précaution permet, en outre, d'éviter tout danger qui pourrait résulter d'une trop grande élévation de chaleur. J'insiste sur ce point, parce que dans certains établissements de bains de vapeur on a eu de graves accidents à déplorer, par suite de la trop grande augmentation de température des caisses ou étuves qui servent à obtenir la transpiration.

Quelques personnes ont voulu, à l'aide de bains d'étuve, introduire dans l'économie des substances médicamenteuses réduites en vapeur à l'aide d'une élévation considérable de température. Je ne crois pas qu'on ait pu, par ce moyen, arriver à ce résultat. On doit comprendre, en effet, que, dans toute condition où la température est plus élevée qu'à l'état ordinaire, la peau est bien plus disposée à l'exhalation qu'à l'absorption, et j'en conclus qu'alors il ne peut y avoir introduction dans l'économie des substances médicamenteuses. Si de tels bains agissent, ce n'est qu'en déterminant au dehors une puissante dérivation; et quant aux vapeurs fumigatoires destinées à *introduire dans l'organisme des substances médicamenteuses, réclamées par l'affection que l'on veut détruire*, elles n'ont certainement aucune action spécifique, et n'agissent qu'en augmentant l'action excitante du calorique, qu'il soit produit par l'alcool ou le charbon incandescent. En outre, comme ces bains de vapeur ne sont pas suivis d'applications froides, la peau, avant d'être revenue à son état normal, reste pendant longtemps exposée à l'action de l'air, ce qui est un danger très-grave. De plus, elle s'amollit, se ride, pâlit, prend l'aspect d'un tissu macéré, et perd en même temps sa vitalité; ses facultés perspiratoires. Il en résulte pour les malades l'impossibilité de transpirer aussi souvent que besoin serait; une prolongation de durée dans le traitement; la crainte de voir se produire à chaque instant, sous l'influence de l'air froid, des accidents très-graves.

La transpiration, telle qu'on l'obtient en hydrothérapie, dans l'étuve sèche, suivie d'une application froide, est donc le bain de vapeur qu'on doit préférer à tous ceux employés jusqu'ici, voire même à ceux contenant des substances médicamenteuses, puisqu'il est impossible qu'elles soient absorbées. « L'eau froide, dit M. Fleury, termine brusquement la transpiration, délivre les malades de la chaleur incommode qu'ils ressentent, en leur faisant éprouver une sensation agréable; elle les met à l'abri des accidents qui pourraient résulter du contact de l'air froid; enfin, elle exerce une action tonique locale et générale extrêmement favorable. C'est grâce au bain froid qu'il est permis de soumettre les malades à des transpirations aussi fréquentes et aussi abondantes, sans les épuiser, sans débiliter le système musculaire; c'est grâce à lui que la peau supporte impunément une semblable suractivité de ses fonctions perspiratoires. C'est en associant le bain froid à la sudation que Priessnitz a véritablement transformé la médication sudorifique, et qu'il a rendu à la thérapeutique un service dont l'importance sera appréciée par tous les praticiens qui voudront bien expérimenter cette méthode[1]. »

Les transpirations rendent, en hydrothérapie, des services signalés ; mais il importe de ne point en abuser, car on s'exposerait à produire un affaiblissement général, et, par suite, un dérangement dans toute l'économie. Dans certaines affections, la sudation est complètement inutile. Elle peut rendre d'immenses services dans les affections rhumatismales, goutteuses, dans les névralgies, lorsqu'il s'agira de rétablir les fonctions de la peau, dans les cas, enfin, où la médecine ordinaire emploie les sudorifiques et les dépuratifs : les accidents syphilitiques, par exemple.

Pas n'est besoin, je pense, de rappeler ici, en terminant, ce qui a rapport à la sudation, la parfaite innocuité des applications froides sur le corps en transpiration. Comme tout raisonnement serait impuissant à détruire ce préjugé populaire, je ne ferai que rappeler à ceux qui redoutent encore cette brusque transition que des milliers de malades ont eu recours à ce moyen, et que jamais il n'est survenu le moindre accident.

§ 4. — RÉGIME ALIMENTAIRE.

Salutairement excité par les douches froides, par les bains froids, par les pertes qu'amène la trans-

[1] Fleury, *Arch. génér. de médecine*, t. XVIII, p. 280; 1848.

piration, par l'exercice, par l'air vif des champs, le malade recherche les mets confortables. Une appétence agréable lui fait retrouver le goût des jouissances qu'il semblait avoir abdiquées pour jamais. Ne refusez pas à cet estomac stimulé ce qu'il attend avec une avidité joyeuse ; mais, néanmoins, tenez grand compte de toutes les indications qui se rattachent à l'individu, à sa maladie. On comprend sans peine, en effet, que la nourriture d'un goutteux ou d'un homme pléthorique ne doit pas ressembler à celle des sujets anémiques, névropathiques, etc.

Doit-on, dans tous les cas, suivre un système d'alimentation froide ou se servir du régime chaud? « Le régime froid, dit M. Fleury, ne doit être ni érigé en règle générale, ni complètement abandonné ; plusieurs fois il nous a paru avoir des avantages réels. »

Les boissons alcooliques, les mets trop épicés, la bière, le thé, le café, ne doivent pas trouver leur place sur une table hydrothérapique ; mais, en ce qui concerne l'emploi du vin pendant le traitement, je ne suis point de l'avis de quelques hydropathes, et je ne l'ai pas proscrit du réfectoire du Bouscat. Il me semble, en effet, que, dans le midi de la France, les populations allaitées par la douce liqueur, aussi bien que par la suave ambroisie maternelle, se font de l'emploi du vin un élément, une habitude, une seconde nature.

Dans ce cas, il ne doit pas avoir sur leur organisme les effets dangereux que l'on pourrait signaler chez un habitant du nord. A doses modérées, et à moins de contre-indications formelles, le vin peut être pris pendant le traitement, et concourir même au succès des cures hydrothérapiques. M. le Dr Fleury lui-même avoue qu'il a pu rencontrer des malades auxquels l'usage des excitants plus forts : l'anisette, le curaçao, pouvaient être permis, mais avec une certaine circonspection.

En un mot, le régime alimentaire, en hydrothérapie, n'offre rien de spécial ou qui s'éloigne des lois ordinaires; il permet l'usage des viandes noires et blanches associées aux légumes et poissons frais. N'oublions pas qu'il est préférable de faire trois repas par jour. C'était l'habitude de nos aïeux, et ils ne s'en portaient pas plus mal. Comme le pain joue dans notre alimentation un rôle très-important, il faut rappeler ici que le pain bis est le plus sain de tous. Tout le monde connaît les expériences faites par M. Magendie : des chiens nourris exclusivement avec du pain blanc ont succombé après quelques semaines de ce régime, tandis que d'autres chiens nourris au pain bis s'en sont parfaitement trouvés. Si la constipation est l'état normal de la majorité des personnes aisées, je crois pouvoir l'attribuer à l'usage constant du pain trop blanc. « Dix contre un qu'il ne se rencontrera pas, parmi nos lecteurs ou lectrices, un seul père, une seule mère de famille qui modifiera les habitudes alimentaires de ses enfants, et l'on parle de la perfectibilité humaine. » (Rull.)

§ 5. — EXERCICE; — SÉJOUR A LA CAMPAGNE.

L'exercice est d'un puissant secours en hydrothérapie. Ici encore, le rude enfant des montagnes silésiennes avait touché juste : il prescrivait tyranniquement à ses malades un exercice de portefaix, presque des travaux d'hercule; il fallait, tout prince ou tout burgrave qu'on fût, scier le bois du bonhomme et le porter sur la montagne. Les dames, les jeunes filles même, malgré la délicatesse de leurs membres, ne pouvaient se soustraire à ce rude labeur. Toujours, chez ce fils de la montagne, l'abus talonnait l'utile.

Les malades qui sont soumis à un traitement hydrothérapique doivent, à moins d'impuissance complète, marcher, circuler, livrer leur âme, endolorie et affaissée par le mal, à la poésie du chaume et de la forêt, aux accidents de la vie agreste. Aussi, comme je le dirai plus loin, devra-t-on choisir, pour fonder un établissement, un site pittoresque pourvu d'ombrages.

Avant comme après les diverses applications employées en hydrothérapie, l'exercice est indispensable, et rien ne peut le remplacer. Avant la douche, il prépare le corps à recevoir le contact de l'eau froide; après le bain, il favorise la réaction.

J'ai dit ailleurs que j'avais fondé mon établissement à une certaine distance de Bordeaux, de façon à imposer aux malades externes la marche comme une chose indispensable pour le bon succès de la médication.

En outre, pour venir au Bouscat ou rentrer en ville, le malade est obligé de faire une petite promenade à la campagne; la respiration se fait aux dépens d'un air pur, et l'hématose du sang perfectionnée concourt, avec le régime et l'action dépuratrice du traitement, à une organisation meilleure de nos tissus.

« Sous l'influence, dit Bottentuit, d'un repos condamné par toutes les lois hygiéniques et religieuses, l'homme n'éprouve qu'incomplètement le sentiment de la faim, ses fonctions languissent; l'ennui, qui gagne tout individu qui n'a pas le sentiment d'un devoir accompli, se change en véritable hypocondrie ou lippémanie. »

Les principaux exercices auxquels on doit se livrer sont : la marche; les jeux de boules, de quilles, de billard; l'équitation, la gymnastique, l'escrime. Dans ces cas, les divers mouvements que le corps est obligé d'effectuer rendent la circulation des fluides plus active; quant aux solides, comme les muscles ou les os, ils y gagnent en souplesse et en force.

La danse peut occuper ici une large place : d'abord, comme exercice; puis, comme à son action vient se joindre généralement le concours de la musique avec ses sensations douces et agréables, toutes les fonctions de l'organisme s'exécutent avec plus de facilité. Aussi voit-on, dans la plupart des établissements hydrothérapiques assez importants, ce moyen mis en vigueur. Les soirées se terminent par des concerts ou des bals qui ne manquent pas d'exercer une action physique et morale favorable au rétablissement de la santé.

Ce qui précède nous conduit à la topographie des lieux que devra habiter le malade soumis à la médication hydrothérapique. L'habitation des villes est peu saine pour les malades atteints d'affections graves, et l'on pourrait soutenir en thèse générale que les maladies, même les plus légères, devraient s'installer aux champs pour se guérir. A peine les parties les plus éloignées des faubourgs pourraient-elles servir de théâtre, et à cette vie solitaire si favorable à l'évolution paisible du mal, et aux exercices dont nous parlions tout à l'heure.

Nous voyons tous les établissements hydrothérapiques de la France comme ceux de l'Allemagne se fonder assez loin du tumulte, sans pourtant déserter les grandes cités, qu'ils sont surtout appelés à soulager. C'est que le séjour à la campagne, ne serait-il que de quelques heures dans la journée, de même que l'exercice, sont des conditions de succès indispensables dans un traitement par l'hydrothérapie. Que les malades ne perdent pas de vue ces deux points importants !

CHAPITRE II.

EFFETS DE L'HYDROTHÉRAPIE SUR L'ORGANISME ; DE LA RÉACTION.

L'eau froide appliquée extérieurement sur le corps de l'homme, y produit deux actions puissantes, mais très-différentes l'une de l'autre : d'une part, un effet réfrigérant, sédatif, astringent, antiphlogistique ; d'autre part, un effet excitant.

§ 1er. — EFFET RÉFRIGÉRANT, SÉDATIF, ASTRINGENT, ANTIPHLOGISTIQUE.

Il n'est pas besoin de démontrer comment l'eau, en tant que corps froid, produit un effet sédatif, en abaissant la chaleur animale du corps sur lequel elle est appliquée. C'est uniquement par sa bonne température que l'eau produit ce premier effet.

Pour arriver à ce résultat, certaines conditions doivent être observées. Il importe d'abord que la température de l'eau ne soit pas trop basse ; sans cela, son emploi continu pourrait amener la congélation, puis la gangrène des parties mises en contact avec le modificateur. C'est en général entre

+ 10 et 15° centigrades que l'eau paraît le plus apte à produire cet effet.

En second lieu, la forme de l'application a une importance non moins grande. On comprend sans peine que, pour obtenir de l'eau froide un effet sédatif, on doit éviter toutes les causes d'excitation, de stimulation, de réaction. Pas n'est besoin donc, dans ce cas, d'employer le massage, les frictions, de fortes douches; l'immersion dans le grand bain, les enveloppements dans le drap mouillé, les compresses souvent renouvelées, devront être principalement mis en usage.

Nous avons dit ailleurs que la durée des applications froides était la clef de voûte de l'édifice hydrothérapique. Si, par exemple, l'application est trop longue, trop continue, elle éteint toute vitalité, rend la réaction postérieure impossible; il en résulte la mortification des tissus.

Si l'application est trop courte, les phénomènes inflammatoires sont exaspérés par le retour trop prompt de la réaction.

« Il faut établir en règle générale, dit M. Fleury, que l'application doit être continuée sans interruption jusqu'à ce qu'elle ait produit une sédation suffisante, se traduisant par l'abaissement de la température de la partie malade, par la disparition de la douleur, de la fièvre générale ou locale, des principaux symptômes morbides, en un mot; lorsque cet effet a été obtenu, l'application peut être suspendue, mais à la condition d'être immédiatement reprise à la première réapparition des phénomènes pathologiques, au premier signe de réaction, ou mieux encore avant cette époque[1]. »

Nous verrons plus tard que cette action de l'eau froide donne naissance à trois médications différentes, et que son emploi est d'un grand secours dans quelques affections aiguës, comme le rhumatisme articulaire aigu, la goutte aiguë.

§ 2. — EFFET EXCITANT; — DE LA RÉACTION.

Nous avons vu, dans le paragraphe précédent, l'eau agir par elle-même, comme agent de réfrigération, en vertu de sa température; il n'en est plus ainsi lorsqu'on doit en obtenir un effet excitant. L'eau produit l'effet excitant par le mouvement vital qu'elle provoque, par la réaction dont son application est suivie. Il importe donc d'obtenir ici, d'une façon prompte, brusque, instantanée, cette réaction qu'il fallait éviter tout à l'heure, ou tout au moins ne voir s'opérer que lentement, graduellement, dans l'espace de plusieurs heures.

Le corps, mis en contact avec l'eau froide, éprouve d'abord une sensation de froid assez intense. Le sang est refoulé vers les organes internes, vers les centres, qu'il va réveiller, stimuler. La

[1] Fleury, ouvrage cité, pag. 149.

force vitale surexcitée réagit contre cette force centripète qui chasse le sang de la périphérie, et tend, de son côté, à rappeler la chaleur à la peau. Si on suspend alors l'application froide, cette force vitale, aidée par les frictions, le massage, la marche, l'exercice, les mouvements, ramène la température animale, abaissée par l'eau, à son chiffre primitif, le plus souvent au-dessus ; il y a réaction.

Il importe, dans ce cas, que l'eau soit froide; sa température ne doit jamais dépasser 12 degrés centigrades; sans cela, la réaction, comme je l'ai dit ailleurs, serait impossible à produire, ou tout au moins peu énergique.

Il faut, en outre, que la force avec laquelle elle frappe les tissus soit considérable; d'où la nécessité d'avoir des appareils parfaitement disposés, une pression d'eau considérable.

« La percussion, dit M. Fleury, est un élément non moins nécessaire que le froid à la bonne action du traitement, et je ne saurais trop recommander aux praticiens de donner toute leur attention à cette condition mécanique de l'hydriatrie[1]. »

La durée de l'application est encore ici d'une importance extrême; mais il est impossible de la fixer, même d'une façon approximative. Elle devra varier suivant les conditions d'âge, de tempérament, de constitution, d'idiosyncrasie, de mala-

[1] Ouvrage cité, pag. 172.

dies dans lesquelles le sujet est placé; sa durée oscille, en général, entre plusieurs secondes et 3 ou 4 minutes.

« La seule règle générale qu'on puisse établir est celle-ci : il faut que la durée de la douche soit proportionnelle à la puissance de réaction de chaque sujet. »

Voilà pourquoi les applications hydrothérapiques, si simples en apparence, mais dont les effets sont si variables au fond, exigent la présence d'un médecin, une main exercée, un tact spécial.

Ici, combattons une erreur généralement trop répandue. Parce que l'eau est froide, on se figure que la sensation à éprouver doit être douloureuse, insupportable. Sans doute, pendant un espace de temps qui varie entre 5 et 40 secondes, au début d'un traitement hydrothérapique, on éprouve des frissons, des tremblements nerveux; mais cette sensation de froid fait vite place à une sensation de chaleur suivie d'un sentiment de bien-être indescriptible.

Dans la plupart des applications qui sont faites dans les établissements hydrothérapiques, c'est l'effet excitant que l'on recherche, et ce sont principalement les douches qui sont appelées à produire ce résultat.

Nous verrons plus loin que cette action de l'eau froide donne naissance aux médications reconstitutive et tonique, excitatrice, révulsive, résolutive.

CHAPITRE III.

ACTION PHYSIOLOGIQUE DE L'HYDROTHÉRAPIE ; — THÉORIE.

Pour faire bien comprendre et apprécier l'action de l'hydrothérapie sur les divers appareils de l'organisme, je vais être obligé d'entrer dans quelques considérations un peu étrangères à mon sujet, mais sans lesquelles il serait impossible d'avoir une idée bien exacte de la puissante influence de cette médication.

Nous avons vu, dans le chapitre précédent, l'hydrothérapie exercer sur notre corps une action physique se traduisant par deux effets bien distincts : l'effet sédatif d'une part, l'effet excitant de l'autre. Voyons maintenant la part qu'elle prend dans le parfait accomplissement de nos fonctions.

§ 1er. — ACTION DE L'HYDROTHÉRAPIE SUR LES VAISSEAUX CAPILLAIRES, ET, PAR SUITE, SUR LES SOURCES DE LA CHALEUR VITALE.

Tous les animaux possèdent une source de chaleur qui les empêche d'être soumis, comme les corps inorganiques, à la loi de l'équilibre de température. C'est là une des propriétés essentielles de l'organisme, tout à fait indispensable au maintien de la vie.

Pendant longtemps ce phénomène resta sans explication ; on se contentait de dire : La chaleur vitale est une propriété vitale. Lavoisier, après avoir découvert l'oxygène de l'air, crut entrevoir la cause de ce phénomène. Il prétendit que la chaleur vitale, ou la propriété de calorification que possède notre corps, était le résultat de la combustion produite dans le poumon par la combinaison de l'oxygène avec le carbone et l'hydrogène contenu dans le sang veineux.

Des expériences nouvelles ont renversé la théorie de Lavoisier, et prouvé que le poumon n'est point le siége de la production de chaleur.

Pendant la respiration, nous voyons l'acide carbonique contenu dans le sang veineux être exhalé, tandis que l'oxygène de l'air se fixe sur les globules du sang, qui, de noir qu'il était, devient rouge; il arrive ainsi métamorphosé dans le ventricule gauche du cœur, d'où il est lancé dans toutes les parties du corps. Les canaux qui servent à le transporter diminuent graduellement de calibre, et deviennent, à leurs dernières ramifications, d'une ténuité telle, qu'on leur a donné le nom de vaisseaux capillaires. « Leur multiplicité et leur entrelacement dans nos tissus sont tels, qu'on ne saurait concevoir, comme dit Bichat, quelques molécules organiques réunies sans des capillaires.

Aussi, à la peau, la piqûre d'une aiguille, la plus déliée même, donne-t-elle lieu à l'écoulement du sang, résultat de l'ouverture d'un ou de plusieurs de ses vaisseaux. » (Bottentuit.)

De cette façon, l'oxygène est mis en contact avec toutes les molécules atomiques de la matière organisée, et se combine avec le carbone qu'elles contiennent pour former de l'acide carbonique; ce dernier se dissout dans la partie liquide du sang, pour être éliminé du corps par la respiration pulmonaire et cutanée.

C'est cette combinaison de l'oxygène avec le carbone de nos tissus qui donne naissance au calorique nécessaire à l'entretien de la vie; mais ce phénomène ne s'opère pas, comme l'avait pensé Lavoisier, dans les capillaires du poumon, mais bien dans les capillaires généraux, petits vaisseaux qui sont répandus partout, dans les organes, dans la peau, etc.

La circulation dans les vaisseaux capillaires s'opère à l'aide de leur propriété toute vitale, qu'on appelle leur contractilité. Si cette propriété vient à s'arrêter, à se troubler, il en résulte pour l'organisme un dérangement d'autant plus grave, que la production de chaleur est la condition *sine quâ non* de l'existence.

Elle peut se trouver interrompue pour deux causes différentes : dans un cas, le sang accole ses globules les uns contre les autres et obstrue les vaisseaux; il arrive toujours, mais un obstacle invincible l'empêche de passer; les vaisseaux capillaires, quoique dilatés par la force de la poussée sanguine, sont obstrués complètement : d'où l'inflammation, l'engorgement. Notons ici l'action thérapeutique de l'hydrothérapie, qui, avec l'eau employée comme corps froid, obtiendra la sédation de la partie enflammée.

Parfois, sous l'influence d'une débilité générale, la contractilité des vaisseaux capillaires est diminuée; on les voit alors se dilater outre mesure pour donner naissance à ce qu'on appelle une congestion. L'hydrothérapie, employée alors comme méthode excitatrice, rendra à ces vaisseaux la propriété vitale qu'ils ont perdue.

Voilà donc la méthode que je prône, parfaitement apte à détruire certaines affections du système le plus répandu dans l'organisme, le plus essentiel au maintien de la vie. Ce n'est pas tout encore.

§ 2. — ACTION DE L'HYDROTHÉRAPIE SUR LE MOUVEMENT DE COMPOSITION ET DE DÉCOMPOSITION ORGANIQUE.

L'oxygène, ai-je dit, se combine avec le carbone dont les tissus de nos organes sont formés; cela suppose que la substance qui compose nos tissus se renouvelle sans cesse. En effet, c'est à cette substance que nous empruntons les matériaux qui sont destinés à alimenter ce foyer qui produit la chaleur vitale; c'est encore un émonctoire pour l'économie, qui se débarrasse peu à peu des parties usées. De tout cela il résulte que, dans un temps donné, les parties qui composent aujourd'hui notre corps seront remplacées par d'autres[1].

C'est d'autant plus utile à noter, que, si le temps pendant lequel ce renouvellement complet doit avoir lieu se prolonge au delà du délai établi par les lois physiologiques, le sang devra contenir le germe, les éléments de diverses affections qui ne manqueront pas de se produire à un moment déterminé.

Survienne alors l'hydrothérapie avec son pouvoir sur le système capillaire, et nous verrons se régulariser les phénomènes de composition et de décomposition organique, puis tout rentrera dans l'ordre. Elle pourra éliminer au dehors, soit par les sueurs, soit par les urines, les matières usées, stimuler l'organisme par les effets toniques dont elle dispose, et remplacer ensuite par des matériaux nouveaux et convenables ceux devenus impropres.

[1] Cet acte de la vie a suggéré au professeur Richerand cette comparaison ingénieuse : que notre corps ressemble au vaisseau des Argonautes, qui, radoubé mille fois dans sa traversée, n'avait plus, au terme de sa course, aucune des parties de sa construction primitive.

§ 3. — ACTION DE L'HYDROTHÉRAPIE SUR LA NUTRITION.

Pour que la vie s'entretienne, il faut remplacer sans cesse par de nouveaux matériaux ceux éliminés au dehors : c'est le but de l'alimentation.

Les organes digestifs sont chargés d'extraire des aliments tous les principes qui doivent servir à la réparation de notre corps. Ces matériaux sont dissous dans l'estomac ou les intestins, pénètrent dans la circulation où ils se mêlent avec le sang, qui les transporte ensuite dans toutes les parties du corps. On voit alors se déposer une molécule organique nouvelle là où existait celle qui vient d'être enlevée par le mouvement de décomposition.

Sydenham disait : « Le remède qui remplira le mieux l'indication de fortifier les digestions sera le meilleur dans les maladies chroniques, et on pourra, avec un tel remède, faire des choses auxquelles on ne s'attendait pas. » Cette indication se trouve parfaitement remplie par l'hydrothérapie.

En effet, par les applications extérieures d'eau froide, nous enlevons à l'organisme du calorique ; nous activons ainsi la circulation capillaire, le mouvement de décomposition. Les aliments devant fournir de nouveaux matériaux pour remplacer ceux éliminés, nous voyons, sous l'influence d'un traitement hydrothérapique, la faim s'accroître considérablement, et les digestions, en raison des besoins de l'organisme, devenir plus actives.

Par le régime alimentaire auquel les malades qui suivent le traitement sont astreints, l'hydrothérapie exerce encore sur l'organisme une autre influence non moins grande.

A l'aide d'un régime convenablement dirigé, les éleveurs d'animaux peuvent modeler les races à toutes les exigences de l'industrie, de l'agriculture et de la consommation. Il est possible d'obtenir sur l'homme les mêmes résultats, en variant l'alimentation.

Qu'on n'aille pas dire que ce sont là des suppositions purement gratuites, ou j'opposerai à mes détracteurs les résultats obtenus en Angleterre par ce moyen sur les personnes qui doivent se livrer à la lutte, à la course à pied ou à cheval.

On sait, en effet, que, pour exercer leur profession avec succès, les boxeurs, les coureurs, les jockeys s'y préparent par des pratiques particulières qu'on appelle l'entraînement. On leur enlève, à l'aide des purgatifs, des sueurs, de la diète, la graisse et le superflu des liquides; ils y gagnent ensuite en force, en souplesse, en vigueur, grâce au régime spécial auquel on les soumet. Chez eux, les muscles deviennent durs, saillants, très-élastiques au toucher; ils se contractent avec une énergie extraordinaire. Le ventre s'efface, la poitrine fait saillie en avant; la respiration est plus profonde, plus complète, la peau ferme, lisse, et sans nulle éruption pustuleuse ou squammeuse.

Ces résultats le prouvent, l'homme est susceptible, de même que les animaux sous l'influence de la nourriture, et les plantes sous l'influence des engrais, d'améliorer son type, si je puis m'exprimer ainsi.

§ 4. — DE L'AIR ATMOSPHÉRIQUE.

Nous avons dit que le foyer de la chaleur animale résidait dans les vaisseaux capillaires, parce que c'était là que se faisait la combinaison de l'oxygène de l'air avec le carbone des matières organiques. L'air est donc un agent qui exerce sur la santé une grande influence. La plante languit, s'étiole, si ses parties constituantes sont privées d'air. C'est parce que l'air est plus vif, plus oxygéné, que les gens de la campagne se portent mieux que ceux de la ville, les montagnards mieux que ceux qui habitent les plaines. On comprendra toute l'importance que peut avoir l'hydrothérapie sur le rétablissement de la santé, si on réfléchit que toujours elle fonde ces établissements dans des lieux où la pureté de l'air ne laisse rien à désirer[1].

[1] L'air qui sort des poumons est modifié dans sa composition, parce qu'il contient moins d'oxygène et plus d'acide carbonique; s'il n'est pas renouvelé, la vie devient impos-

§ 5. — THÉORIE.

Après avoir exposé l'effet de l'hydrothérapie sur chacune des grandes fonctions, il devient facile d'en saisir l'action générale sur l'ensemble de l'organisme malade.

La plupart des affections qui affligent l'homme sont dues à l'oubli de toutes les règles de l'hygiène. L'exercice, le mouvement, le régime, les vêtements, les lieux qu'on doit habiter, tout est prévu dans la médication hydrothérapique.

Par les applications d'eau à l'extérieur, elle produit, en outre, une action complexe qu'il importe de définir en peu de mots : « On se tromperait étrangement si l'on croyait que le thermomètre, que l'observation des phénomènes physiques peuvent ici rendre un compte satisfaisant des modifications si importantes, si remarquables qui surviennent dans les principales fonctions de l'économie.

» La température animale, abaissée d'environ

sible. L'air se vicie partout où il y a de grands rassemblements d'hommes; on doit comprendre alors que l'atmosphère des villes n'est pas favorable au rétablissement de la santé. C'est parce que l'hydrothérapie s'éloigne des grands centres de population, qu'elle peut ainsi, et par les autres moyens dont elle dispose, produire des résultats si remarquables.

2 degrés par la douche, revient rapidement à son chiffre physiologique, et le dépasse de quelques dixièmes de degré, au maximum d'un degré tout entier; le pouls s'accélère de deux ou trois pulsations.

» La peau se colore plus ou moins, et présente, dans toute son étendue, quand la réaction est énergique, un rouge vif; elle est le siége d'une sensation de chaleur très-prononcée, de telle sorte que, si la douche est bien administrée, en rapport avec la puissance de réaction du sujet, jamais l'application froide n'est suivie de chair de poule, de frissons, d'une sensation de froid. Les sujets n'ont, pour s'essuyer, que du linge froid; ils sont exposés à une atmosphère peu élevée, à l'air extérieur, à des courants d'air, et ils n'éprouvent aucune des sensations pénibles que, malgré la réunion des circonstances opposées et toutes les précautions imaginables, on ressent certainement au sortir d'un bain chaud.

» La respiration est large, facile; l'individu se sent fort, dispos, agile, et la sensation de la faim ne tarde pas à se faire sentir.

» Voilà tout; et, cependant, sous l'influence souvent renouvelée et longtemps continuée de ces phénomènes si insignifiants en apparence, on voit se produire les changements, les transformations les plus extraordinaires dans le tempérament, la composition du sang, les fonctions de circulation, de respiration, de digestion et de nutrition, d'absorption, d'innervation !![1] »

CHAPITRE IV.

MÉDICATIONS HYDROTHÉRAPIQUES.

Les diverses manières suivant lesquelles on peut combiner entre eux les agents qui composent la méthode hydrothérapique, donnent naissance aux médications : préventive et hygiénique, — reconstitutive et tonique, — révulsive, — résolutive, — sudorifique, — dépurative, — antipériodique. Ces effets thérapeutiques se rattachent à l'action excitante que produit l'eau froide mise en contact avec notre corps.

L'effet réfrigérant de l'eau produit les médications : antiphlogistique, — hémostatique, — sédative ou hyposthénisante.

1° *Médication préventive, hygiénique.*— Je disais, en terminant le chapitre précédent, que la cause des principales affections qui assiégent l'homme se trouve dans des infractions aux lois de l'hygiène. Les moyens hydrothérapiques, empruntant à l'hygiène leurs principales ressources, tendent à ramener l'homme aux conditions régulières de son existence.

[1] Fleury, ouvrage cité, pag. 182.

Ils n'ont pas, comme certains médicaments, une action spécifique : leur puissance médicatrice contraint seulement la nature à ramener l'équilibre. « La civilisation porte chaque jour, à tout instant, une atteinte sérieuse aux lois physiologiques qui dirigent notre organisme ; nous vivons au milieu d'excitations de toute nature ; nous recherchons les émotions, nous prenons les mets les plus nourrissants, nous nous livrons à l'oisiveté ; et quand un long abus de toutes les jouissances a troublé la santé, nous venons demander à la médecine de la rétablir en peu de jours, en peu d'heures. L'art de guérir est impuissant à opérer de semblables miracles ; il ne peut que faire cesser la cause du mal, et remettre au temps le soin de ramener l'équilibre en se servant habilement de moyens hygiéniques. Heureux encore quand il y parvient ! » (Scoutetten.)

Plaisirs, habitudes, vêtements[1], éducation, mœurs, coutumes, tout dans notre existence est contraire à la nature, et l'on s'étonne du nombre incalculable d'affections chroniques qui se montrent à chaque pas dans la carrière médicale. Notons que la plupart de ces maladies sont le triste privilége de la classe riche ; et si parfois on les voit se mon-

[1] Nos vêtements, pour être convenables et hygiéniques, doivent être larges, commodes, en toile autant que possible Ils ne doivent pas comprimer le cou, la poitrine, l'estomac, le ventre, la tête.

trer à la campagne, ce ne sont pas les agriculteurs qui y sont le plus sujets. La vie des champs, en effet, malgré ses rudes labeurs et les mauvaises conditions où se trouvent les paysans, est encore la moins sujette à toutes ces infirmités chroniques. C'est qu'en général les habitants des campagnes peuvent contrebalancer l'action des agents morbigènes qui tendent à détruire l'équilibre organique qui constitue la santé, par l'exercice, la nourriture, la vie au grand air. Ils sont plus forts, plus vigoureux, mieux constitués que les citadins. La vie active qu'ils mènent augmente par le mouvement la contractilité de l'appareil musculaire, accroît la rapidité de la circulation. Il en résulte que le sang portant l'élément réparateur à tous les tissus, amène chez eux une meilleure organisation, et stimule davantage tous les organes de la vie.

« Au contraire, sous quel aspect l'homme de la civilisation actuelle se présente-t-il généralement dans les différentes périodes de sa vie ? Une enfance étiolée, une adolescence qui anticipe maladivement sur l'âge adulte, une maturité dont l'épanouissement touche à la décrépitude, une vieillesse enfin qui, au lieu de s'éteindre dans un déclin majestueux, semble, par le spectacle des infirmités qui l'assiégent, inviter la génération qui s'élève à se presser de vivre, de peur de mourir de mille maux.

» Et la jeune fille que la nature a destinée à être

mère, comment la prépare-t-on à ses devoirs futurs ?

» Il semble que toute son éducation physique ne soit qu'une suite d'infractions aux lois de l'hygiène, et qu'on reste dans la plus complète incurie sur les infirmités dont son adolescence est menacée.

» Alors, apparaissent les migraines, les spasmes, les évanouissements, les palpitations, et tout le cortége des symptômes de la chlorose et de l'hystérie...

» Que de difformités, que de vices de constitution, ces gazes, ces draperies, ces corsets [1] n'ont-ils pas mission de dissimuler ! Si, en prenant sa place dans le monde, la femme n'apporte à son mari qu'un corps et une âme faibles; si l'allaitement l'effraye; si celle qui doit partager l'empire du foyer, n'a pas même la force de porter son en-

[1] On ne saurait trop s'élever contre l'usage antihygiénique du corset ; je le considère comme une des causes de dégénérescence de l'espèce humaine. En contrariant le développement de la poitrine chez la jeune fille, on l'expose à contracter cette foule d'affections dont j'ai parlé ; de plus, si les maladies de la matrice sont si communes, les femmes du monde le doivent à ce singulier plaisir de contrarier les lois de la nature. Je préférerai toujours la femme robuste et belle de la campagne, cette femme au teint rouge, aux traits accentués, à tous ces avortons étiolés, A LA TAILLE DE GUÊPE, d'une pâleur mortelle (ce que la mode regarde comme un cachet de distinction), sans force physique et morale, dont s'affligent les villes.

fant dans ses bras, quelle génération la patrie doit-elle en attendre? et puisqu'elle ne pouvait être ni épouse, ni mère, que ne l'a-t-on laissée mourir vierge?

» Telles sont les misères physiques qui se dérobent sous le prestige de la vie élégante; tels sont les signes généraux du déclin et du dépérissement de notre race. » (Georgii.)

Où faut-il donc chercher des remèdes à ces maux? Dans une observation plus étendue des lois de l'hydrothérapie, qui sont des lois hygiéniques, et dans l'emploi fréquent des applications froides, qui, par leur influence immense sur les principales fonctions de l'économie, sont appelées à régénérer la société.

Nous avons dit que la culture imprimait aux plantes des modifications très-importantes, puisqu'elle permettait à l'homme de changer à son gré le port d'un arbuste, d'en améliorer ou d'en adoucir les fruits.

Cette influence se fait ressentir non moins grande lorsqu'il s'agit des animaux; « et pour ce qu'il lui importe le plus d'obtenir, son amélioration, pour ce qu'il doit le plus redouter, sa dégénérescence, l'homme méconnaîtrait sa force et se montrerait indifférent! Une telle incurie n'est-elle pas un outrage à la Providence, et la plus complète ingratitude pour tous ses bienfaits? » (Richter.)

Une cause des effets déplorables que nous avons

signalés se trouve dans l'éducation physique que nous donnons à nos enfants. L'introduction des applications froides dans l'hygiène de l'enfance serait un puissant remède à opposer à cette dégénérescence qui la gagne. On pourrait prévenir de cette façon les maladies scrofuleuses, faire disparaître le tempérament lymphatique qu'on remplacerait par un tempérament sanguin et musculaire, favoriser le développement intellectuel de l'enfant. Sous cette influence heureuse, on rendrait facile, chez les jeunes filles, l'établissement de la puberté, de la menstruation. Toutes ces affections nerveuses qui sont leur apanage, telles que l'hystérie, la chlorose, disparaîtraient, et nous n'aurions plus à supporter le triste spectacle de ces grossesses pénibles, de ces nombreux avortements.

On rencontre à chaque pas, dans le monde, des hommes qui redoutent, jusqu'au ridicule, le moindre courant d'air. On les voit sans cesse occupés à se préserver du froid, de l'humidité. Dans ce but, ils se couvrent de flanelle des pieds à la tête, endossent vêtements sur vêtements, s'enferment le cou dans des cache-nez en laine, supportent dans leurs appartements une chaleur qui donnerait la migraine à quiconque n'y serait pas habitué, se lavent la figure et les mains à l'eau chaude, prennent des bains tièdes; toutes précautions qui sont impuissantes à prévenir les rhumes, gouttes ou rhumatismes auxquels ils sont sujets.

Parlez-leur de faire de l'hydrothérapie, en hiver surtout, et ce mot, qui, pour eux, sera synonyme d'eau glacée, leur donnera la chair de poule. Aussi, les affections chroniques fleurissent-elles généralement parmi cette classe de la société. Que les douleurs leur soient légères !

Pour dissiper un peu leur terreur au sujet de l'eau froide, laissons entrevoir à ces malades la guérison de leurs infirmités après quelques semaines d'un traitement qui, loin d'être pénible, devient agréable à qui veut s'y habituer, ce qui est l'affaire de trois ou quatre jours. « S'il est, dit M. Fleury, un fait acquis, incontestable, généralement accepté, c'est que les individus les plus sujets à contracter, sous l'influence du froid, de l'humidité, des vicissitudes atmosphériques, un coryza, une bronchite, la diarrhée, une angine, une névralgie, un rhumatisme, etc., perdent complètement cette susceptibilité lorsqu'ils ont suivi pendant quelque temps un traitement hydrothérapique. » Je dois d'autant plus insister sur ce point, que le climat de Bordeaux, à cause de son voisinage de la mer, est sujet à de brusques changements de température, qui rendent peut-être ces affections plus communes ici que partout ailleurs.

Je peux, en outre, ajouter, comme preuve de l'influence préventive qu'exerce la médication hydrothérapique, que, sur vingt malades qui ont suivi le traitement pendant les mois de décembre

1857 et janvier 1858, aucun n'a été atteint par la grippe, alors qu'en ville, dans leur propre famille, parmi le personnel de l'établissement, tout le monde payait plus ou moins tribut à la maladie. Ces mêmes résultats se sont produits ailleurs; on les trouve mentionnés dans tous les ouvrages d'hydrothérapie.

« L'introduction des applications froides dans l'hygiène des femmes, et principalement de celles qui appartiennent aux classes les plus riches de la société, et qui habitent les grandes villes, serait un immense bienfait.

» L'énorme fréquence, parmi les femmes du monde, de la chlorose, de l'anémie, de l'hystérie, des névroses, des névralgies, des gastralgies, des maladies nerveuses de toutes sortes, des palpitations, des avortements, de la fièvre puerpérale, des déplacements et engorgements de l'utérus, n'est-elle point due à l'oubli de toutes les règles d'une bonne hygiène?

» Enfermées dans des appartements hermétiquement clos, surchargés de meubles, de tapis, de rideaux, de portières, chauffés par des calorifères qui y entretiennent une atmosphère sèche, viciée, et une température beaucoup trop élevée, qui change toutes les conditions du climat; faisant du jour la nuit et de la nuit le jour; s'épuisant par des veilles, des bals, des spectacles, où, pendant plusieurs heures, elles restent exposées à l'action délétère d'un air confiné, altéré par les bougies et les lampes, par la respiration et les émanations d'un nombre d'hommes vingt fois plus considérable que ne le comporte l'étendue de l'espace qui les contient; exposées aux influences de mille causes débilitantes, que font les femmes du monde pour contre-balancer l'action d'un si grand nombre d'agents morbigènes?

» Elles condamnent leur système musculaire à une inertie à peu près absolue; elles ne se permettent qu'une alimentation insuffisante et mal choisie; elles abusent, jusqu'à l'extrême excès, des bains *tièdes*, des lavements *tièdes*, des injections *tièdes*, des ablutions *tièdes*, des émollients, des débilitants; elles semblent prendre à tâche, en un mot, de favoriser l'action de toutes les causes de maladies qui pèsent sur elles.

» Je suis intimement convaincu que l'eau froide, substituée à l'eau tiède, aurait des avantages considérables, et qu'elle apporterait le plus heureux changement dans un état de choses qui compromet non-seulement la santé des femmes du monde et leur bonheur domestique, mais encore le sort des générations futures.

» Enfin, j'ai vu des hommes âgés de 65, de 70, de 72 ans se soumettre à un traitement hygiénique consistant en douches générales très-courtes, et en retirer de très-bons effets au triple point de vue de l'énergie musculaire, de l'accomplissement des fonctions digestives, et de l'activité des fonctions générales et urinaires [1]. »

Tout le monde sait le rôle immense que joue l'hérédité dans les maladies. Il est d'observation vulgaire que les parents transmettent à leurs enfants une conformité d'organisation qui se traduit par des ressemblances plus ou moins frappantes dans les traits du visage, les mouvements, les anomalies, les affections.

Que deux futurs époux soient prédisposés aux affections de poitrine, qu'ils soient débiles, scrofuleux ou phthisiques, on procède quand même au mariage. Doit-on prendre en considération la santé des enfants qui peuvent résulter de cette union? D'une part, la dot est convenable, l'époux occupe une belle position ou a de l'avenir, et tout est pour le mieux. Lorsqu'il s'agit d'améliorer les espèces d'animaux, l'homme y arrive par des croisements de races parfaitement assortis; mais, en ce qui le concerne, il se montre plus qu'indifférent.

Or, comme nous sommes encore très-éloignés du temps où les mariages pourront être combinés de façon à neutraliser, par l'opposition des constitutions et des tempéraments, les germes d'hérédité morbide, il est évident que l'homme devra se servir de l'hydrothérapie, en tant que méthode

[1] Fleury, ouvrage cité, pag. 455 et 456.

hygiénique, pour arriver à une modification de son organisme. Elle lui donnera les moyens de lutter contre les causes qui compromettent sa vie et celle de ses enfants.

« Il n'est pas moins admis que l'âme prend une grande part dans la génération ; qu'il existe une différence notable entre les enfants procréés lorsque les parents ne recherchent que par habitude à répondre aux sollicitations grossières des sens, et ceux qui, dans les mariages d'inclination, c'est-à-dire les mariages les plus heureux, les plus naturels, sont conçus alors que les parents sont entraînés par les élans passionnés du cœur. » (Bottentuit.)

« Les enfants, dit M. Toussenel, se ressentent de l'influence passionnelle qui a présidé à leur conception. La plupart des idiots sont des enfants procréés dans l'ivresse bachique. »

Comment contre-balancer cette cause si fréquente de dégénérescence ? Par l'emploi de la médication hydrothérapique.

Comme méthode de propreté, l'hydrothérapie est bien préférable aux bains et douches tièdes, et nous évite toujours les rhumes, catarrhes et autres inconvénients fâcheux qui surviennent souvent, comme conséquence de la brusque transition qui s'opère au contact de l'atmosphère froide, après un bain chaud.

Puissent ces réflexions et les citations que j'invoque à leur appui contribuer à répandre un peu l'usage journalier des applications extérieures d'eau froide, telles qu'on les emploie en hydrothérapie! Elles permettront à ceux qui en feront usage de compenser les effets nuisibles de notre civilisation. Qu'on remplace partout par des bains de pluie froids ceux qu'on est dans l'habitude de prendre chauds, tous les huit ou dix jours, et tout le monde, enfant, jeune fille, homme, femme du monde, vieillard, y gagnera en force, en vigueur, en santé!

2° *Médication reconstitutive et tonique.* — On sait que le sang est un composé d'albumine, de fibrine, de sels, d'eau et de globules. Dans certaines affections, comme la chlorose, l'anémie, dans le tempérament lymphatique, la diminution du nombre des globules semble être la cause des phénomènes pathologiques que l'on observe.

L'alimentation azotée, l'exercice musculaire au soleil, au grand air, tous les agents qui peuvent activer la nutrition, amènent une élévation du chiffre des globules. Si on se rappelle ce que nous avons dit précédemment touchant l'action physiologique de l'hydrothérapie, on pourra comprendre le rôle précieux qu'elle devra jouer dans le traitement de ces affections, puisque le fer lui-même, qui est le médicament le plus employé dans ces maladies, n'agit, d'après MM. Trousseau et Pidoux, qu'en produisant *une action tonique en vertu de laquelle les fonctions digestives et nerveuses sont influencées de manière à rendre plus parfaites l'innervation et la nutrition.*

L'hydrothérapie produit la même action; elle jouit, en outre, du privilége de pouvoir être appliquée plus longtemps que toutes les autres médications; car son effet ne s'émousse point par l'habitude, et son emploi ne fatigue pas, comme certains médicaments, l'estomac et les intestins.

3° *Médication excitatrice.* — De même que l'électricité, le massage simple, l'urtication, les applications extérieures d'eau froide peuvent exercer, sur la sensibilité et la motilité, une action excitatrice dont on pourra tirer très-grand parti dans certains cas de paralysies. Pour obtenir cet effet, il faut avoir recours à des douches très-puissantes. Dans des cas de constipation due à une paresse intestinale, ce moyen réussit à merveille.

4° *Médication révulsive.* — « La révulsion, dit M. Cazenave, est un acte organique complexe dans lequel l'état physiologique ou l'état anormal d'une partie est diminué, modifié, annihilé, par suite d'un travail organique, normal ou anormal, survenu spontanément ou provoqué artificiellement dans une autre partie. » On distingue plusieurs espèces de révulsion : par douleur, par congestion, par inflammation, par modification de la circulation, par augmentation d'action organique. Les saignées, les ventouses, les sangsues, les vésicatoires volants sont très-souvent employés dans un but de révulsion. L'hydrothérapie agit dans le même sens. On se sert de la propriété révulsive des douches froides dans les cas de menstruation trop abondante, pour combattre les hypérémies organiques, dans les névralgies, rhumatismes musculaires, affections du tube digestif.

5° *Médication résolutive.* — Il est certaines affections qui sont caractérisées par une augmentation du volume des organes : c'est ce qu'on appelle un engorgement. Le foie, la rate, la matrice, le testicule, toutes les parties molles peuvent, sous l'influence de causes diverses, augmenter de volume. On donne le nom de fondants aux médicaments qui sont employés pour faire disparaître ces engorgements, et, sous ce rapport, l'hydrothérapie est un des meilleurs fondants.

Parfois, on voit se déposer au sein de l'organisme des produits morbides de sécrétion sous forme de pus, de sérosité, d'induration. Ces productions diverses peuvent être résorbées ou éliminées de façon à disparaître sous l'influence des phénomènes d'absorption et d'excrétion qui s'accomplissent en nous. Dans ce cas, l'hydrothérapie, par son action sur le mouvement de décomposition organique, devient le meilleur résolutif qu'on puisse employer. Nous verrons plus loin cette médication rendre de grands services dans des cas de rhumatisme articulaire, dans les hydropisies, les arthrites, les tumeurs blanches.

6° *Médication sudorifique, dépurative.* — Les effets dépuratifs de l'hydrothérapie doivent correspondre à la somme de transpiration produite par les procédés de ce traitement. Or, aucune médication ne peut obtenir, plus riche et plus longue, la diaphorèse, l'émission transpiratoire. L'eau froide, dont l'administration suit la mise en œuvre du calorique, permet de soumettre impunément la peau, pendant longtemps, à un exercice exagéré de ses fonctions.

Qui ne sait qu'une transpiration abondante est l'exutoire de tous les principes impurs dont l'accumulation dans notre sang forme l'arsenal d'une partie de nos affections?

« C'est surtout dans les maladies chroniques, constitutionnelles, que l'emploi des sudorifiques est indiqué. La vérole, le rhumatisme, la goutte, la scrofule, la cachexie mercurielle, la diathèse purulente réclament l'emploi de ces moyens. En favorisant la tendance vers la peau, les sudorifiques présentent à chaque instant le sang et les produits morbides qu'il contient au plus vaste émonctoire de l'économie, et chaque jour, à chaque instant, un peu de la cause morbifique est éliminé. Par cela même que ces médicaments n'épurent que lentement et en détail, ils doivent, surtout dans les maladies chroniques, où la cause est si inhérente et se régénère si facilement, ils doivent, disons-nous, agir longtemps dans le même sens. Aussi, dans les véroles constitutionnelles, dans les rhumatismes, etc., les sudorifiques seront-ils continués pendant trois, six, dix mois, et quelquefois même davantage, en ayant soin d'en interrompre l'usage pendant quelque temps pour y revenir ensuite[1]. »

7° *Médication antipériodique.* — On a encore appliqué l'hydrothérapie au traitement de quelques affections à forme périodique, telles que : céphalalgies, douleurs, névralgies, accès fébriles, et on n'a eu qu'à s'en louer.

Currie et Giannini, comme je l'ai rappelé dans la Partie historique de cet ouvrage, avaient employé les applications froides dans le traitement des fièvres intermittentes. M. Fleury, mettant à profit les travaux de ces médecins recommandables, est venu prouver d'une façon victorieuse que l'hydrothérapie, mieux que la quinine, peut triompher des fièvres d'accès. Il en formule ainsi le traitement :

« Pendant l'apyrexie, je n'ai eu recours à aucun agent pharmaceutique, et je me suis abstenu du régime froid, des boissons à hautes doses, des sudations, des lotions, des emmaillottements, etc. Le traitement a consisté exclusivement en douches froides administrées une heure ou demi-heure

[1] Trousseau et Pidoux, *Thérapeutique*, tom. XI, pag. 659, 3e édit. Paris, 1847.

avant le retour présumé de l'accès, et quelquefois pendant les jours d'apyrexie[1]. »

Ce traitement exerce sur le système nerveux une perturbation puissante : la réaction, coïncidant avec le début de l'accès, contre-balance le sentiment de froid qui se manifeste alors. En outre, les douches appliquées sur la rate détruisent l'engorgement de cet organe, qui accompagne toujours la fièvre.

M. Fleury a publié à ce sujet de nombreuses observations pleines d'intérêt, et qui tendent à faire substituer partout les douches froides au *sulfate de quinine.* J'ai eu plusieurs fois l'occasion, au Bouscat, de constater l'heureuse influence de cette médication ; et, pour poursuivre mes expériences sur une vaste échelle, j'ai fait annoncer, à Blanquefort et dans toutes les localités marécageuses, que l'établissement traiterait gratuitement tous les malades atteints de fièvres intermittentes. J'espère ainsi ramasser un nombre d'observations très-variées sous tous les rapports d'âges, de types, etc.

Je crois, en outre, que l'action curative des douches froides ne se borne pas à guérir la maladie ; mais elle en prévient les rechutes, en faisant disparaître les congestions viscérales, l'empoisonnement, l'anémie, la cachexie paludéenne, qui sont le cortége obligé de ces sortes d'affections.

[1] Fleury, ouvrage cité, pag. 416.

C'est à la campagne que les fièvres intermittentes font les plus grands ravages ; s'il était donc possible d'en prévenir le retour ou de les guérir à peu de frais, puisque le sulfate de quinine est fort cher, on pourrait opérer à ce sujet une révolution utile, qui serait un véritable bienfait pour l'humanité !

8° *Médication antiphlogistique.* — L'eau froide peut être employée avec succès dans le traitement de toutes les inflammations aiguës, pourvu qu'elles soient superficielles, externes, et non pas de nature spécifique, virulente. On peut s'en servir dans les douleurs, la brûlure, l'érysipèle, les contusions, les entorses, les plaies récentes, quelques maladies des yeux, le rhumatisme articulaire et la goutte aiguë. Si la phlegmasie est de cause virulente, le traitement reste souvent inefficace.

Quelques hydropathes ont assuré que, sans saignées, et par la simple soustraction de la chaleur animale, on avait pu guérir des inflammations internes très-graves, comme des pneumonies ou des pleurésies. Cela est très-possible; mais je crois que, sous ce rapport, on doit encore s'en tenir aux moyens consacrés par l'expérience des temps.

9° *Médication hémostatique.* — L'eau froide, employée comme corps réfrigérant, ralentit la circulation, resserre les capillaires, et favorise la coagulation du sang. On peut s'en servir avec beaucoup de succès dans l'épistaxis, certaines hémorrhagies de la bouche, de la matrice, dans les affections traumatiques s'accompagnant d'un écoulement sanguin provoqué par la rupture de petits vaisseaux.

10° *Médication sédative et hyposthénisante.*—Nous avons vu, avant Priessnitz, quelques médecins, tels que F. Hoffmann, Pomme, employer les affusions, les immersions froides dans le traitement de quelques maladies fébriles s'accompagnant de chaleur considérable à la peau. Je dirai plus loin qu'on peut s'en servir avec avantage dans la fièvre typhoïde et les fièvres éruptives.

Les applications froides exercent une action sédative puissante qu'on utilise dans les névroses. Broussais appelait l'eau froide un *sédatif par excellence;* Dupuytren et Lisfranc en prescrivaient l'emploi dans le traitement de la chorée; et, de nos jours, depuis que l'hydrothérapie a pris de l'extension, on s'en est parfaitement trouvé dans le traitement de l'épilepsie, des affections spasmodiques, de toutes les douleurs nerveuses.

CHAPITRE V.

§ 1er. — DURÉE DU TRAITEMENT.

Quelle sera la durée de mon traitement? Telle est la question que nous adressent tous les jours les malades qui désirent entreprendre la médication hydrothérapique. On comprend sans peine qu'il est difficile d'opposer une réponse certaine à pareille demande; mais, disons-le vite, dans l'état actuel des choses, la durée d'un traitement par l'eau froide, la sueur et le régime, doit être de plusieurs mois.

Est-il possible que des maladies graves et rebelles, résistant depuis plusieurs années à tous les agents de la matière médicale, disparaissent en quelques semaines! « Il y a là pour les malades et pour les *médecins* un écueil qu'il importe de signaler aux uns et aux autres; il y a là une question qu'il faut élucider, une difficulté qu'il faut vaincre. » (Fleury.) Que les malades ne s'étonnent donc pas si, après quinze jours, un mois, deux mois de traitement, ils ne sont pas guéris, si même ils n'ont obtenu qu'une légère amélioration! Avec de la patience et du temps, l'hydrothérapie scientifique et rationnelle triomphera sûrement de leurs affections rebelles; mais il importe qu'ils soient aussi dociles que ces clients de Priessnitz qui s'installaient à Græfenberg pendant des mois entiers; que dis-je? des années.

Je comprends leur impatience. Ils ont suivi tous les régimes possibles, consulté les princes de la science, mendié à la porte opulente de l'allopathie comme à l'huis bariolé du charlatanisme, du magnétisme, sans en obtenir d'amélioration. De guerre lasse, ils viennent se jeter dans l'hydrothérapie, et il faut qu'on les guérisse sans désemparer, ou ils vous accusent d'impuissance.

Le traitement hydrothérapique doit avoir une longue durée, non-seulement parce que, en général, il est appliqué à des maladies anciennes, chroniques, ayant amené dans l'organisme de graves lésions, mais encore parce qu'il est employé chez des malades d'une constitution détériorée ou primitivement mauvaise.

Il arrive souvent que, malgré un traitement méthodique de trois, quatre, six mois, aucun effet salutaire ne s'est manifesté dans l'état des malades. Alors seulement on voit se produire une amélioration qui, avec le temps et la patience, amène une complète guérison.

Parfois, une grande et heureuse modification s'opère dans l'état des malades dès la première quinzaine de traitement, puis l'amélioration abandonne cette marche rapide pour ne plus faire que des progrès lents et insensibles aux yeux des malades et des médecins. Pour qui n'est prévenu d'avance, c'est un sujet de découragement; mais le résultat définitif est certain pour qui sait attendre.

« Il résulte de ce qui précède qu'il faut prémunir les malades contre la dangereuse influence des *donneurs de conseils*, qui, à des sujets auxquels un traitement d'un an, de dix-huit mois serait indispensable, viennent dire au bout de quelques semaines : « L'hydrothérapie a produit maintenant tout ce qu'elle peut produire ; elle ne vous a pas guéri, donc il faut y renoncer. » Ou bien : « Il ne faut pas accoutumer votre corps à l'eau froide, si vous voulez que celle-ci conserve toute son efficacité; suspendez donc votre traitement, quitte à le reprendre plus tard. » Ou bien encore : « L'hydrothérapie fait ou beaucoup de bien ou beaucoup de mal; puisque vous n'en avez éprouvé aucun bon effet, elle vous deviendrait certainement nuisible, etc., etc. [1] »

Dès qu'un traitement hydrothérapique a été commencé, il faut le poursuivre, sans *aucune interruption*, jusqu'à parfaite guérison. Rien n'est préjudiciable comme les pertes de temps plus ou moins longues que les malades veulent employer *à se reposer, — à éviter l'accoutumance, — à profiter de la saison pour essayer de telles ou telles eaux minérales ou des bains de mer, — à alterner avec tel ou tel autre traitement*. J'ai toujours vu les malades qui agissaient ainsi perdre tout le bénéfice qu'avait pu leur procurer l'emploi de la méthode.

Il n'est pas rare de voir chez certains malades les douleurs persister jusqu'à la cessation complète du traitement, je veux dire jusqu'à la guérison. Ces faits se sont produits dans quelques cas de goutte chronique, et j'ai pu m'assurer que les douleurs s'arrêtent lorsqu'on suspend le traitement. Il faut, comme dit

[1] Fleury, *Clinique hydrothérapique de Bellevue*, 3e fasc., pag. 5. Paris, 1847.

Fénélon, être patient jusqu'au bout; patient avec les maux, patient avec les remèdes, patient avec soi-même. Il faut être patient sur son impatience.

Il est un autre point important, c'est que, pour éviter les récidives, les malades guéris doivent encore se soumettre de temps à autre au traitement; c'est là un des meilleurs préventifs contre le retour de leurs affections.

De tout cela on doit conclure que l'hydrothérapie, comme les autres médications, obéit à la loi commune; elle est souvent le traitement le plus efficace auquel on puisse avoir recours, mais elle n'opère point de miracles; elle n'entend point, comme l'a dit très-heureusement M. Fleury, faire concurrence à l'eau de la *Salette*.

§ 2. — SAISON FAVORABLE.

On peut suivre le traitement hydrothérapique en toutes saisons; mais, si l'affection est ancienne ou grave, l'automne et l'hiver doivent être préférés. Tous les hydropathes sont d'avis que c'est durant la saison froide que l'hydrothérapie produit ses plus beaux résultats.

Au reste, le traitement d'hiver est à peine plus pénible que le traitement d'été; et, puisque sa plus grande efficacité est incontestable, on doit lui donner la préférence.

« La raison en est simple. Pendant l'hiver, précisément en raison de la température extérieure, la sensation produite par l'eau froide est plus vive ; les malades sont *obligés* de se mouvoir, de marcher, d'agir pour provoquer et pour maintenir la réaction qui est alors *active*, *organique*, si dire se peut. Pendant l'été, surtout lorsque la chaleur est considérable, les malades arrivent à la douche ayant très-chaud, et restent après dans une inertie complète, la température extérieure ne ramenant que trop la sensation de chaleur ; mais alors la réaction est *passive*, *atmosphérique*, et elle s'accomplit sans mettre en jeu, sans exciter dans l'organisme les instruments de la calorification, c'est-à-dire la musculation, la respiration, la circulation capillaire générale, l'innervation, et médiatement les fonctions de digestion, de sécrétion, d'absorption, etc. Or, il est aisé de comprendre qu'au point de vue thérapeutique, c'est la *réaction active* qu'il faut chercher. Depuis dix ans, à moins de contre-indications formelles de maladie de poitrine grave, j'ai toujours conseillé, préféré le traitement d'hiver, et je n'ai eu qu'à m'en féliciter. N'est-il pas, d'ailleurs, évident que c'est pendant l'hiver qu'il faut traiter les maladies chroniques, afin que la convalescence et la guérison coïncident avec le retour de la belle saison, celle-ci rendant la première plus courte et la seconde plus durable [1] ? »

[1] Fleury, ouvrage cité, 3e fasc., pag. 7.

On ne peut trop insister sur ce point, parce qu'en général les malades, de même que les médecins, regardent le traitement d'hiver comme un danger, comme un affreux supplice ; on craint que la réaction ne se fasse pas : tout cela est complètement faux ; j'aurai occasion de le démontrer dans la Partie clinique de cet ouvrage.

CHAPITRE IV.

DE QUELQUES PRÉJUGÉS.

1° *Application de l'eau froide après la transpiration.* — Depuis l'apparition de l'hydrothérapie, l'opinion scientifique et populaire du danger des affusions froides lorsque le corps est en sueur, a été complètement renversée. Néanmoins, malgré toutes ces assurances si consolantes, si bien établies, munies de preuves si irréfragables, on rencontre encore quelques malades défiants. Comment, vous diront-ils, me persuaderez-vous que mon corps, tout ruisselant de sueur, n'ira pas chercher la mort dans vos piscines froides? Par cent mille exemples, plus éclatants que le jour, plus évidents que la vérité. Demandez à tous les pèlerins royaux ou blasonnés qui descendent des cimes de Græfenberg, et qui, partis pour cette montagne du salut, voués à la mort, en reviennent riches de force et de santé. C'est au fond de ces piscines si redoutées, sous ces douches bien froides, qu'ils ont retrouvé leur équilibre organique, la vie. Et c'est *l'eau froide,* cet épouvantail de tant de gens, qui a pu produire ces miracles, par la réaction dont son application est suivie, et que j'ai rappelée tant de fois.

2° *Application de l'eau froide durant la menstruation.* — Si le monde a été vivement surpris de voir un malade couvert de sueur se placer sans danger sous une douche froide, il ne l'est pas moins en apprenant qu'on continue d'appliquer le traitement aux personnes du sexe pendant la période d'écoulement menstruel. Avec quelques précautions auxquelles les filles de bain sont initiées, les femmes pourront toujours, pendant leurs règles, se livrer en toute sécurité aux opérations hydrothérapiques. Elles y trouveront même toujours, par suite de la réaction salutaire et saine que peuvent seules produire les applications systématiques d'eau froide, une régularisation plus complète de ce phénomène sexuel. Toutes les dames qui ont fréquenté les établissements d'hydrothérapie ont éprouvé ces effets, et je ne crains pas d'évoquer ici leur témoignage.

3° *Application des procédés hydrothérapiques aux femmes.* — Nous arrivons à une objection plus délicate, plus terrible. Comment doit s'administrer le traitement aux femmes? C'est là certainement l'endroit où doivent s'exercer, avec plus de tact, plus de délicatesse, tous les procédés de convenance et de pudeur qui sieyent à un homme bien élevé et à un établissement honorable. Pour concilier toutes les difficultés, réduire toutes les exigences, on a remis, au Bouscat, entre les mains d'une sage-femme, l'application aux dames des procédés hydrothérapiques. Il est cependant des cas qui exigent l'intervention directe des médecins; il importe, alors, que les personnes se résignent. Il est, d'ailleurs, bien moins pénible, ce semble, pour une femme, de recevoir la douche des mains du médecin que de se soumettre à un examen au spéculum. Notons que la présence de la baigneuse, des personnes de la famille appelées à cet effet, mettront les mauvais instincts et le mauvais vouloir dans l'impuissance de calomnier ou de soupçonner.

Je sais bien qu'un homme[1], dont le nom fait autorité, a formulé autrement l'intervention du

[1] Fort de ma conscience et de mon expérience, je conseille à tous les médecins dignes de ce nom de renoncer à appliquer l'hydrothérapie aux femmes, plutôt que de transformer cette médication en une formule systématique et immuable, ou d'en livrer la direction aux préjugés et aux caprices des malades, à l'inintelligence et à l'inhabileté de mains mercenaires et vénales.

Qu'ils abandonnent les profits de leur abstention à ces marchands du temple, qui exploitent leur industrie à l'en-

médecin dans le traitement, par l'hydrothérapie, des maladies des femmes; mais je crois aussi que la chose lui eût été impossible.... en province!

4° *Faiblesse des malades.* — Les malades, et quelquefois les médecins, regardent la faiblesse comme une contre-indication à l'emploi de l'hydrothérapie. C'est encore un préjugé qu'il importe de détruire. *Il n'est pas un malade, aussi faible qu'il soit, qui ne puisse supporter une application hydrothérapique bien graduée; et si la durée est en rapport avec son état, la réaction se fera toujours.* C'est dans des cas de ce genre que la méthode produit de véritables miracles, parce qu'alors les effets de la médication se montrent très-vite et sont très-apparents. Sous l'égide de l'hydrothérapie, disait Priessnitz, tant qu'il y a une goutte d'huile dans la lampe, quelque dérangée qu'elle soit, la lampe ne s'éteint pas!

seigne de la morale et de la religion; Tartufes impudents, qui se voilent la face et demandent *leur haire avec leur discipline* lorsqu'il s'agit, non de doucher une femme nue, mais de traiter une malade; zoïles cupides et envieux, qui ne comprennent ni la chaste résignation de la véritable pudeur, ni l'austère dignité de la véritable science. (FLEURY, *Clin. hydr. de Bellevue*, 1re fasc., pag. 84.)

TROISIÈME PARTIE.

MALADIES AUXQUELLES S'APPLIQUE L'HYDROTHÉRAPIE.

CLINIQUE HYDROTHÉRAPIQUE DE L'ÉTABLISSEMENT DU BOUSCAT.

CHAPITRE PREMIER.

DE L'HYDROTHÉRAPIE APPLIQUÉE AU TRAITEMENT DE QUELQUES AFFECTIONS AIGUES.

Dans les maladies aiguës, les traitements dont l'expérience des temps et des médecins a consacré l'efficacité doivent toujours être préférés. Cependant il est des cas où les procédés hydrothérapiques pourront être employés avec avantage pour combattre quelques symptômes sur lesquels les autres agents de la matière médicale ont peu de prise.

Les fièvres éruptives et typhoïdes, traitées hydrothérapiquement par Currie, Bateman, Gregory et beaucoup d'autres encore, ont presque toujours suivi une marche régulière, et donné lieu à une convalescence moins longue. Dans tous les cas, après une affection aiguë, les divers moyens hydrothérapiques peuvent être employés pour hâter la convalescence et la transformer en guérison complète.

1° *Fièvres éruptives.* — Dans ces maladies, qui offrent un caractère contagieux, *sui generis*, l'hydrothérapie aide l'éruption par le mouvement centrifuge qu'elle détermine, et, de plus, calme l'état fébrile.

Les affusions froides seront un moyen puissant pour combattre les accidents de la scarlatine. Rejeté absolument, par un grand nombre d'auteurs et de praticiens, comme perturbateur et contraire à tous les principes de la prudence, ce moyen a été, au contraire, préconisé comme héroïque par un grand nombre d'écrivains et de professeurs illustres, notamment par MM. Trousseau, Schedel, Villiet et Barthez, etc.

Déjà, dans Lepecq de la Clôture, on lisait, sous ce titre : *Preuves qui confirment que l'air frais n'est pas contraire aux fièvres éruptives*, deux observations relatives à deux malades atteints de scarlatine, et qui, l'un et l'autre, tombèrent dans un délire frénétique. « Le premier, ayant échappé pendant la nuit aux infirmiers, resta une heure entière en chemise et les pieds nus sur le pavé de la salle, où il faisait froid; puis, ayant été rattrapé et couché, il s'endormit bientôt avec une douce moiteur qui lui procura, deux heures après, une éruption miliaire la plus nombreuse et la plus générale. L'autre, s'étant également levé pendant la nuit, courut dans la salle, et s'en alla boire abondamment l'eau qui était dans le bénitier. Cependant, peu après, l'éruption s'anima, les exanthèmes se multiplièrent plus considérablement; le pouls cessa d'être convulsif et devint assez naturel; l'âme reprit son calme, l'éruption fut critique, et la guérison aussi prompte qu'heureuse. »

Ce que je viens de dire des effets produits par les affusions froides se résume dans ces paroles de Currie : « L'eau froide, employée à l'extérieur, est un moyen invariablement sûr et salutaire, lorsque la chaleur du corps s'élève au-dessus de la température naturelle, lorsqu'aucun sentiment de froid ne se fait sentir... L'eau froide rafraîchit le tissu de la peau, diminue la fréquence du pouls, éteint la soif, et dispose au sommeil. »

J'entre ici dans de longs détails, parce que, ces symptômes de fièvre, de chaleur à la peau, de soif, d'insomnie, d'agitation, etc., se reproduisant dans les autres affections fébriles, éruptives, typhoïdes, les affusions devront toujours être employées dans toutes les périodes de ces fièvres où la peau sera brûlante et sèche. On est toujours sûr d'en obtenir de bons résultats.

Bateman a dit, des affusions froides, qu'aucun agent physique ne possède sur l'économie animale une action aussi certaine, aussi prompte et aussi salutaire; il les considère comme le fébrifuge par excellence, le seul moyen calmant qui devra être employé dans ces sortes d'affections.

M. Trousseau les regarde comme un excellent fébrifuge, et le moyen le plus certain de rappeler une éruption qui menacerait de s'arrêter ou qui se présenterait sous un mauvais aspect.

Dans les ouvrages qui traitent de ces matières, tous les médecins qui ont employé les affusions froides veulent en faire une méthode générale, exclusive de traitement, tandis que ceux qui s'élèvent contre elles ne s'en sont jamais servis. L'opinion de ces derniers est donc une pure *prévention*, puisqu'elle n'est appuyée ni sur les faits, ni sur le raisonnement, qui lui sont également contraires.

Dans ces maladies, tant que la peau reste sèche et brûlante, les symptômes nerveux ne peuvent qu'augmenter, et ce sont eux surtout qui peuvent rendre la terminaison funeste.

La seule médication rationnelle à employer devra abaisser la température élevée des téguments, rendre à la peau sa souplesse, son humidité, sa perméabilité. Si on se rappelle maintenant ce que j'ai dit touchant l'action de l'hydrothérapie sur l'organisme, on comprendra qu'elle peut seule obtenir ces résultats.

Voici comment doivent se pratiquer ces affusions, qui peuvent être employées à domicile :

Le malade, assis ou debout dans une baignoire, reçoit sur sa tête et son corps, pendant huit ou dix minutes, des arrosoirs d'eau froide. On peut, pour ne pas trop effrayer les *terreurs maternelles*, si terribles en pareille occurrence, se servir d'eau à 15 ou 20° centigrades, cette eau étant froide relativement à la surface sur laquelle on l'emploie. Le temps fixé pour l'affusion étant expiré, on enveloppe le malade, sans l'essuyer, dans une ou plusieurs couvertures de laine, suivant la saison. Peu après, le calme succède à l'agitation, qui était extrême tout à l'heure; une douce moiteur commence à se montrer sur cette peau naguère sèche et rugueuse; puis, la sueur devenant de plus en plus abondante, les accidents cérébraux s'amendent, l'éruption est d'une rougeur écarlate.

Pour tisane, on donnera au malade de l'eau froide à boire tant qu'il en désirera; puis on recommencera les affusions lorsque les symptômes que l'on aura ainsi conjurés pour un temps reparaîtront, pour les continuer jusqu'à ce que l'amélioration soit complète.

Ce traitement, conseillé et suivi avec un succès presque constant par M. Trousseau, me paraît le plus rationnel qu'on puisse employer; il a pour lui des résultats incontestables, et, je dois le redire, aucun des médecins qui s'en sont servis n'a cessé d'y recourir.

Je comprends que, pour des parents peu initiés aux effets physiologiques de cette médication, il y a là de quoi effrayer au premier abord; je leur conseille néanmoins de ne point s'opposer à cette application curative; il y va souvent de la vie de leurs enfants!

2° *Rougeole; — variole; — fièvre miliaire.* — Ce que je viens de dire au sujet de la scarlatine me dispense d'entrer ici dans de longs détails. Je dirai seulement que quelques symptômes de la rougeole, de la variole pourront être heureusement modifiés par l'emploi des affusions froides. Dans toutes ces fièvres, l'action hydrothérapique se manifestera par une soustraction considérable de calorique, un amendement des symptômes nerveux, une modification de l'éruption, qui se montrera plus belle, si je puis m'exprimer ainsi. Au lieu d'affusions, on peut se servir du drap mouillé, qu'on renouvellera dès qu'il sera chaud. Dans tous les cas, ces moyens devront être employés jusqu'à ce que la fièvre ait diminué d'intensité, ou que l'éruption se soit parfaitement établie partout.

3° *Fièvre typhoïde.* — Cette affection terrible peut, avec juste raison, être considérée comme le fléau de nos contrées tempérées. La fièvre typhoïde est une fièvre continue, caractérisée anatomiquement par l'inflammation et l'altération de petits follicules isolés ou agminés qui se trouvent dans l'intestin grêle. Elle peut revêtir des formes variées : inflammatoire, ataxique, adynamique, suivant que la cause produit avec plus d'intensité tels ou tels phénomènes.

Le traitement généralement employé est celui-ci : une saignée, des sangsues, ou un éméto-cathartique, au début ; plus tard, des toniques, des dérivatifs sur la peau.

L'hydrothérapie offre des ressources qui répondent à toutes les indications générales et particulières. Avec les enveloppements dans le drap mouillé, les affusions froides, on voit baisser rapidement la température morbide ; la soif diminue ; le malaise, l'agitation, le délire cessent, pour faire place au sommeil et à une douce transpiration. Ces moyens doivent être employés avec persévérance, ainsi que les lavements froids, les compresses sur le ventre et la tête, les bains de siége. Plus tard, lorsqu'il y a apparence d'adynamie, on joint à ces moyens l'emploi de frictions toniques capables de réveiller la réaction vitale.

M. le Dr Jaquez a publié sur ce sujet un travail qui offre de l'intérêt et qui a de la valeur. « Sur 313 malades atteints de fièvres typhoïdes, traités depuis 1839 jusqu'en 1846 par la méthode hydrothérapique, 9 ont succombé, c'est-à-dire 1 sur 16 ; tandis que, sur 349 soignés dans la même localité par les différentes méthodes classiques, la mortalité a été de 91 ; à peu près, par conséquent, de 1 sur 4 [1]. »

[1] *Archives générales de Médecine*, tom. XIV, pag. 91. Paris, 1847.

« Dans ces derniers temps, dit M. Staekler, de Mulhouse, une vingtaine de militaires de la garnison, affectés simultanément de fièvres typhoïdes, offrant dès les premiers jours, et surtout dans le deuxième septénaire, les symptômes les plus graves, depuis le délire jusqu'au coma, ont été guéris sans exception, et d'une manière manifeste, par l'emploi des moyens hydrothérapiques [1]. »

« La supériorité, dit Bottentuit, de cet agent thérapeutique sur les autres moyens est incontestable. Les occasions que j'ai eues de l'employer me font proclamer que, pour moi, je ne voudrais être traité que par les moyens que fournit l'hydrothérapie, et ma conviction est corroborée par les travaux des médecins ayant l'autorité que donne l'avantage d'observer dans les hôpitaux. »

Sous l'influence de cette application régulière du froid, non-seulement la fièvre tombe avec rapidité, quelquefois du jour au lendemain, mais encore on voit disparaître très-vite les désordres de l'intelligence, les troubles nerveux, la sécheresse de la langue, le ballonnement du ventre, les symptômes de putridité.

4° *Coryza ou rhume de cerveau.* — Dans le traitement de cette maladie, l'hydrothérapie se met en opposition complète avec la médecine ordinaire. Celle-ci recommande d'éviter le froid, même de

[1] *Revue médico-chirurgicale.* Paris, 1850.

garder le lit ou tout au moins la chambre, de boire des tisanes chaudes pour amener la transpiration. Des sudations dans l'étuve sèche, suivies d'applications froides, de l'eau froide pour boisson, des enveloppements dans le drap mouillé, des aspirations d'eau froide par les fosses nasales, de l'exercice au grand air, tels sont les moyens qu'on emploie avec succès en hydrothérapie. J'ai pu voir au Bouscat appliquer cette médication, et toujours le rhume disparaître entièrement après quelques jours.

5° *Croup.* — Depuis longtemps, quelques médecins assuraient s'être très-bien trouvés des applications froides dans le traitement de cette terrible maladie. Priessnitz et Weiss, son émule, ont traité et guéri par l'hydrothérapie quelques malades atteints de cette affection.

Leur traitement consistait : en enveloppements dans le drap mouillé et la couverture de laine, pendant qu'on plaçait, sur la partie antérieure du col, une compresse mouillée, mais bien tordue, recouverte d'une compresse sèche; on laissait le malade transpirer ainsi pendant six ou sept heures, en ayant soin de lui donner de temps à autre de l'eau froide à boire. Ce temps expiré, on plaçait le patient dans un bain partiel pour lui pratiquer, pendant une minute, des ablutions et frictions sur tout le corps; après quoi, il était remis au lit pour transpirer encore. Le lendemain, le même traitement était appliqué ; ainsi de suite, jusqu'à ce que la fièvre se fût amendée, et que le malade eût expulsé les fausses membranes qui envahissent le larynx et donnent à cette maladie un cachet spécial.

La méthode du docteur Lauda, de Leitmeritz, en Bohême, doit être préférée. Ce médecin veut qu'on frictionne avec une grosse éponge tout le corps, en commençant par les membres supérieurs ; après quoi, l'on place le malade dans une baignoire, et on lui verse sur le corps de l'eau froide. Ces ablutions doivent être faites régulièrement et à de courts intervalles : leur durée sera de cinq à dix minutes au plus. Ensuite, le patient est essuyé avec un drap bien sec, remis au lit, en ayant soin d'entourer le col d'une compresse trempée dans de l'eau glacée et médiocrement exprimée, compresse qu'on renouvellera au moins toutes les cinq minutes. D'après M. Lauda, chaque affusion provoque une inspiration profonde, rapide, et comme spasmodique, suivie d'une forte expiration, souvent accompagnée d'un cri particulier, et presque chaque fois de toux et d'expectoration.

A l'appui de cette méthode, ce médecin a cité plusieurs observations, et entre autres celle de son fils, âgé de cinq ans, qui fut parfaitement guéri après douze séances d'affusions. J'ai lu, dans l'*Union médicale de la Gironde* (année 1857), au compte-rendu des travaux de la Société de Médecine de Libourne, que M. le Dr Ichon avait appliqué l'hydrothérapie au traitement de cette affection dans un cas très-grave, et qu'il en avait obtenu un bon résultat.

L'hydrothérapie me paraît donc devoir être tentée sur une large échelle dans le traitement de quelques maladies aiguës; et si le temps et les limites de cet ouvrage me le permettaient, j'aurais pu démontrer qu'on l'avait employée, avec quelques chances de succès, dans les inflammations des centres nerveux, dans des cas d'ophthalmies, dans la grippe, le catarrhe pulmonaire, etc.

Je ne veux pas terminer ce chapitre sans mentionner combien cette médication peut rendre de services dans le traitement du *choléra*. On comprend, en effet, que l'hydrothérapie, en réagissant sur la peau, en y produisant une réaction centrifuge, énergique, par les ablutions et frictions puissantes dont elle dispose, est capable de lutter avec avantage contre l'établissement de la période algide de cette maladie terrible.

L'application de l'hydrothérapie au traitement des maladies aiguës est une question trop importante en médecine pratique, pour ne pas éveiller l'attention de tous les médecins. Je sais bien que le scepticisme habituel de quelques-uns se révoltera contre cette assertion; mais, puisque les faits existent, ils doivent être pris en sérieuse considération.

En effet, lorsque chacun sera parfaitement

édifié sur l'importance de cette médication, il y aura avantage à la substituer à celles qui, jusqu'ici, ont été employées. Dans le traitement hydrothérapique, le malade passe presque sans transition de la maladie à la santé. Les voies digestives n'ayant pas été fatiguées par l'abus des médicaments, la réparation des forces se fait promptement par une alimentation que rien n'entrave.

Mais, comme je l'ai dit en commençant ce chapitre, dans le plus grand nombre des affections aiguës, le traitement dont une longue expérience a démontré l'efficacité doit toujours, jusqu'à nouvel ordre, obtenir une préférence exclusive. Remettons au temps et peut-être aux circonstances le soin de fixer plus tard l'importance de la médication hydrothérapique dans le plus grand nombre des maladies aiguës.

CHAPITRE II.

DE L'HYDROTHÉRAPIE APPLIQUÉE AU TRAITEMENT DES MALADIES CHRONIQUES.

Nous avons vu, dans le chapitre précédent, l'hydrothérapie s'appliquer au traitement de quelques maladies aiguës seulement; parmi les maladies chroniques, il en est peu dont elle ne puisse entreprendre la guérison avec quelque chance de succès, si on en excepte toutefois les cancers, les hydropisies, les affections organiques du cœur, les paralysies anciennes. L'hydrothérapie, dans ce cas, agit comme un traitement altérant qui, par la stimulation imprimée aux divers systèmes de l'économie, cherche à accélérer l'assimilation organique, à rendre plus actif le mouvement vital, à le ramener à l'état normal. Ce traitement, contenu dans de justes limites, produit les effets suivants : une augmentation des forces physiques, un développement plus prononcé du système musculaire, un accroissement de la transpiration, une modification de la sécrétion urinaire, des digestions meilleures, une assimilation plus parfaite, une activité plus grande de la circulation capillaire, et, par suite, une décomposition normale des tissus, la sédation des symptômes nerveux, un sommeil paisible. C'est en maintenant la stimulation de la peau dans des bornes convenables, c'est en activant les fonctions des organes sécréteurs, que l'hydrothérapie parvient à éliminer doucement de l'économie ce *nescio quid* qui interrompt l'harmonie des fonctions ou la santé.

Le traitement le plus généralement suivi dans les affections chroniques est un traitement dérivatif, qu'on obtient à l'aide de vésicatoires, de cautères, de moxas, de sétons, de cautérisations transcurrentes avec le fer rouge, etc. Or, si on adopte comme fondée la proposition suivante, nettement formulée par M. le Dr Lacorbière : que les suppurations artificielles ou exutoires, avec un régime approprié, sont au traitement des affections chroniques ce que les émissions sanguines et la diète sont à leurs phlegmasies aiguës, il est évident que, dans le traitement de toutes les affections chroniques, l'hydrothérapie devra être préférée, puisqu'elle agit de la même manière. Par son action sur la peau, l'hydrothérapie produit, en effet, une dérivation lente et continue, qui peut être employée aussi longtemps que besoin est, sans affaiblir les malades, sans être pour eux un sujet de douleurs continuelles, de pansements ennuyeux. Si, en outre, on se rappelle son action puissante sur les diverses fonctions de l'organisme, action que les autres exutoires ne possèdent point, on devra, dans tous les cas où des indications de cautères, moxas, etc., sont évidentes, employer de préférence l'hydrothérapie.

Des exutoires, voilà donc tout ce que la médecine ordinaire peut opposer à ces mille maladies chroniques, à ces mille indispositions sans cesse renaissantes qui constituent la pathologie des classes riches de la société; ou bien encore le repos, la distraction, un voyage en Italie, la patience, plusieurs saisons dans les Pyrénées ou sur les bords du Rhin, les eaux de Vichy, les bains de mer. L'hydrothérapie agit dans le même sens que ces divers moyens; elle a sur eux l'avantage de pouvoir s'appliquer en tous temps et en tous lieux, d'opérer des guérisons plus rapides, puisqu'elle peut être continuée sans interruption pendant plusieurs mois; de rendre la vie plus douce à ce nombre incalculable de malheureux dont l'existence est empoisonnée par la souffrance, quoiqu'on les voie plus ou moins marcher, manger et dormir.

Je vais chercher maintenant, dans quelques paragraphes séparés, à démontrer la remarquable efficacité de cette médication dans le traitement des maladies chroniques. Mes assertions seront appuyées sur des faits cliniques qui se seront présentés au Bouscat, ou que j'emprunterai aux ouvrages d'hydrothérapie, « de façon à défier l'incrédulité des hommes impartiaux et les dénégations de quelques détracteurs intéressés ou aveugles. » (Fleury.)

§ 1er. — AFFECTIONS RHUMATISMALES ET GOUTTEUSES.

On donne le nom de rhumatisme à une affection constitutionnelle spéciale, constituée anatomiquement par l'inflammation des tissus séro-fibreux qui entrent dans la composition des muscles et des articulations. On distingue, alors, deux espèces de rhumatismes : l'un articulaire, l'autre musculaire.

La forme articulaire aiguë est caractérisée par de la fièvre, des douleurs très-vives, déchirantes, qui s'emparent des articulations et suspendent les mouvements des parties affectées. Ces douleurs se portent, avec la plus grande facilité, d'une articulation à une autre.

Des enveloppements dans le drap mouillé, des sudations, des compresses sédatives, tels sont les moyens hydrothérapiques qui permettent de répondre à toutes les indications qui se présentent dans cette maladie.

Les mêmes moyens peuvent être employés dans le traitement du rhumatisme musculaire aigu, affection caractérisée par une douleur fixe ou mobile, tantôt sourde, tantôt aiguë, qui paralyse les mouvements.

Le *rhumatisme articulaire chronique* doit être envisagé comme un vice rhumatismal, comme une maladie constitutionnelle caractérisée par des douleurs plus ou moins sourdes, occupant une ou plusieurs articulations, avec des rémissions plus ou moins complètes. Les mouvements sont gênés et s'accompagnent d'un craquement très-rude qui se produit entre les surfaces articulaires. Cette affection persiste ordinairement avec une ténacité qui déjoue toutes les ressources de la thérapeutique; la nutrition s'altère, et les malades, perclus, infirmes, déformés, finissent par succomber dans d'horribles souffrances. Le rhumatisme musculaire chronique, quoique moins terrible, n'en est pas moins une affection très-grave.

La goutte est une maladie diathésique héréditaire, revenant par attaques, et caractérisée par une fluxion douloureuse sur les articulations, principalement sur celles des pieds et des mains, et par quelques autres troubles divers nerveux ou inflammatoires. La goutte qui a longtemps affecté une articulation donne naissance à des concrétions tophacées qu'on appelle nodosités, d'où le nom de goutte nouée.

Dans la goutte, comme dans les rhumatismes chroniques, on doit souvent provoquer la sueur, qu'on fera suivre d'une immersion dans la piscine ; puis on donnera, sur les articulations empâtées, des douches d'abord très-divisées, et rendues graduellement plus fortes.

Ce sont des cas de rhumatisme et de goutte qui ont valu à l'hydrothérapie empirique une belle part de sa renommée légitime. Les faits se sont reproduits dans les autres établissements fondés à l'instar de Græfenberg, et les observations sont aujourd'hui tellement nombreuses et concluantes, qu'il est bien à désirer que l'emploi de cette médication devienne plus général dans le traitement de ces maladies.

Ce traitement est donc digne de fixer l'attention des médecins et des malades ; ils y trouveront des ressources précieuses et uniques capables de répondre à toutes les indications.

Qu'on me permette de citer quelques-unes des

observations les plus remarquables qui se sont présentées au Bouscat pendant l'année 1857-1858, où plus de soixante malades ont été traités avec succès pour des affections rhumatismales ou goutteuses.

Je ne cacherai pas qu'on a eu quelques insuccès à déplorer, tout en faisant observer que, souvent, ils ont été ou occasionnés par des infractions aux lois qui régissent la médication hydrothérapique, ou observés chez des malades qui n'ont pas voulu suivre assez longtemps le traitement. Dans certains cas, en effet, l'hydrothérapie produit souvent au début des douleurs très-vives, qui disparaissent après quelques semaines. Si les malades ne sont pas prévenus, ou si la patience leur fait défaut, ils suspendent la médication, en rejetant l'anathème sur l'hydrothérapie qui ne les a pas guéris, alors qu'il était presque certain qu'avec du temps, cette méthode eût pu les débarrasser de leurs affections presque incurables.

D'autres fois, les malades négligent les prescriptions secondaires, mais très-importantes du régime, de l'exercice, etc., imposées aux personnes qui suivent le traitement; c'est encore une cause d'insuccès que je dois signaler. Je me rappelle deux malades, appartenant à la haute société de Bordeaux, qui, pour avoir négligé de faire après leurs douches un exercice suffisant pour ramener une réaction bien franche, ont eu à subir deux attaques de goutte aiguë qui les ont forcés de garder la chambre pendant plusieurs semaines. Pas n'est besoin de dire qu'ils ont alors suspendu tout traitement hydrothérapique, faisant retomber sur la médication l'insuccès qu'ils auraient dû n'attribuer qu'à leur imprudence.

1re OBSERVATION. — Mlle M..., rue des Tanneries, à Bordeaux, est âgée de 44 ans, d'un tempérament nervoso-sanguin, d'une constitution assez forte. Depuis son enfance, douleurs vagues et sourdes ayant leur siége tantôt dans une articulation, tantôt dans une autre, et se faisant principalement sentir aux changements de température; un froid humide a toujours rendu ces douleurs plus aiguës. — *Traitement :* Sangsues, saignées du bras, purgations, vésicatoires volants, frictions avec des pommades dont la malade ignore le nom, bains sulfureux. Insuccès de toutes ces médications. Ces douleurs ne disparurent pas, mais restèrent stationnaires.

A l'âge de 21 ans, douleur assez vive à la région précordiale, douleur qui dura deux ans, et qui ne céda qu'à l'application plusieurs fois répétée de sangsues, et à des frictions faites sur la région malade avec la teinture de digitale. Tous ces phénomènes ont disparu.

Il y a quatre ans, au retour d'un voyage à Paris, Mlle M... ressentit une douleur très-vive au toucher, à la partie moyenne et externe de la cuisse gauche. Quelques jours plus tard, mêmes douleurs au côté interne et externe de la rotule, gonflement de l'articulation du genou ; les douleur sont si vives, qu'elles empêchent la malade de prendre aucun repos. Bientôt ces mêmes douleurs envahissent presque toutes les articulations ; les deux épaules surtout sont très-douloureuses. La douleur suit toutes les parties antérieures du bras et de l'avant-bras, et s'irradie jusqu'aux extrémités de tous les doigts des deux mains. Peu de douleurs dans l'articulation du coude, pas de gonflement ; en un mot, toutes les articulations des deux membres snpérieurs sont envahies par ces douleurs qui, peu à peu, deviennent moins aiguës, mais qui ne cessent pas de se faire sentir après trois ans d'une médication très-variée (bains sulfureux, dépuratifs, teinture de colchique, etc., etc.).

Au mois de juillet 1857, Mlle M... part pour Barbotan : deux bains par jour, huit verrées d'eau en boissons. Après trois bains de boues, le médecin des eaux lui défend cette médication.

Après un mois de séjour à Barbotan, Mlle M... rentre à Bordeaux, plus malade qu'avant son départ. Quelques mois plus tard, voyant que l'affection, loin de diminuer, s'aggrave davantage, sur les conseils de son médecin, M. le Dr Garat, elle se décide à venir réclamer à la médication hydrothérapique du Bouscat une guérison que n'avait pu lui procurer depuis quatre ans un traitement très-varié.

C'est le 22 février 1858 que Mlle M... commence le traitement hydrothérapique.

État actuel. — Nous retrouvons les mêmes symptômes déjà mentionnés. La douleur de l'articulation scapulo-humérale des deux côtés persiste toujours, et, comme au commencement de l'affection, suit toute la partie antérieure des deux membres supérieurs, et s'irradie jusqu'aux extrémités des doigts : douleur et gonflement des articulations métacarpiennes ; exaspération de ces douleurs par le toucher. Les articulations des doigts des deux mains, excepté les trois derniers de la main droite, présentent des nodosités ; impossibilité de les fléchir, et, par suite, de saisir quoi que ce soit. La malade ne peut ni s'habiller, ni se déshabiller ; impossibilité absolue de se servir des mains.

Mlle M... présente, en outre, à notre observation un phénomène qui existe depuis son enfance : ce sont des mouvements involontaires de la paupière supérieure des deux yeux

TRAITEMENT. — *Étuves sèches, piscine, douches générales en pluie, douches locales en pluie et en jet.* — Traitement deux fois par jour. — Au début du traitement, Mlle M... est désespérée de voir les douleurs devenir plus aiguës ; mais, sur les conseils du docteur Guillemard, et encouragées par quelques malades qui ont éprouvé, eux aussi, cette première période d'excitation, elle a le courage de surmonter cette crise. Les douleurs deviennent moins vives ; chaque jour amène un mieux sensible ; la gaieté renaît en même temps que les souffrances disparaissent.

Enfin, après quatre mois de traitement hydrothérapique, notre malade laisse l'établissement du Bouscat, entièrement rétablie. Les douleurs rhumatismales et goutteuses des articulations des membres supérieurs se sont dissipées ; les nodosités qui existaient aux articulations des phalanges entre elles ont presque entièrement disparu ; les doigts sont souples ; elle peut s'habiller seule. Une chose qu'il importe de signaler, c'est que les mouvements involontaires de la paupière supérieure, qui existaient depuis si longtemps, sont à peine sensibles aujourd'hui.

2e OBSERVATION. — M. D...., détacheur, rue de la Taupe, à Bordeaux, est âgé de 56 ans; tempérament sanguin, constitution forte. Son enfance s'est passée à la campagne, exposée aux intempéries des saisons; il a éprouvé, dès son bas âge, des douleurs rhumatismales. A l'âge de 10 ans, sans causes connues, douleurs dans les deux membres inférieurs; rétraction de la jambe sur la cuisse; les douleurs sont vives; elles empêchent le sommeil. Sans médication aucune, un mois d'insolation seulement ramène les deux membres à l'état normal et fait disparaître toute trace de rhumatisme.

Depuis lors, M. D.... n'avait éprouvé quoi que ce soit; sa santé n'avait jamais été troublée. Il y a cinq ans, quelques douleurs rhumatismales se montrèrent tantôt au col, tantôt à la main, tantôt au pied, et envahirent successivement plusieurs articulations.

« J'étais un baromètre vivant, me disait-il, je pouvais annoncer sûrement un changement de température; car, lorsque le temps était humide, ces douleurs devenaient plus fortes et plus aiguës. »

Ces douleurs n'étaient que passagères, et n'empêchaient point le malade de se livrer à ses occupations habituelles.

Le 5 avril 1858, M. D.... ressent une douleur très-vive à l'épaule droite. *Frictions avec huile de jusquiame.* Le lendemain, la douleur embrasse l'omoplate, l'épaule, et s'étend sur la partie antérieure et supérieure du bras jusqu'à sa partie moyenne.

Trois ou quatre jours plus tard, le malade n'a plus de repos, ni jour ni nuit; il ne peut faire aucun usage de son bras droit, qu'il est obligé de soutenir avec la main gauche. Le moindre mouvement, la moindre pression lui font pousser des cris; les douleurs sont plus vives la nuit. Le malade ne consulte aucun médecin. Sur les conseils de ses amis, il frictionne la partie douloureuse avec de l'*huile de laurier*, de l'*eau-de-vie* et de la *pommade camphrée;* il emploie le *baume Opodeldoch*, un *vésicatoire* volant.

Les douleurs, loin de diminuer, augmentent tous les jours; le sommeil est impossible. C'est dans cet état de choses que M. D.... vient au Bouscat suivre le traitement hydrothérapique.

Le traitement est commencé le 4 mai 1858. — Le premier jour, *étuve sèche;* l'épaule et le bras malades couverts de linges mouillés et légèrement exprimés; sueur pendant 40 minutes, et, après, douche verticale de 30 secondes, douche en pluie sur la partie malade pendant 3 minutes, puis frictions sèches pendant plusieurs minutes sur tout le corps et particulièrement sur la partie malade. — Lorsque le malade sort de la douche, il éprouve un bien-être indéfinissable; la douleur est à peine sensible; mais ce mieux est de courte durée (3 ou 4 heures).

Le deuxième et le troisième jour, même traitement; la douleur est moins vive.

Depuis le premier jour du traitement, jour et nuit, l'épaule et le bras sont enveloppés de compresses humides, bien tordues, recouvertes de compresses sèches.

Le cinquième jour, le malade commence à soulever son bras ; le sommeil a reparu.

Le dixième jour, la durée de la douche en pluie est de 6 minutes ; la douleur de l'épaule et du bras a beaucoup diminué, elle est presque nulle ; le malade peut se servir de son bras droit.

Le quinzième jour, la douleur a entièrement disparu. M. D.... peut lever le bras et porter la main sur le sommet de la tête.

Le 19 mai, ce malade cesse le traitement hydrothérapique, entièrement guéri.

M. D.... vient nous voir de temps à autre ; la guérison ne s'est pas démentie.

3e OBSERVATION. — M. C... E..., du Limousin, habite Bordeaux depuis plusieurs années ; il est âgé de 30 ans, d'une constitution assez bonne, d'un tempérament lymphatico-sanguin.

Dans sa famille, aucune hérédité morbifique.

Depuis l'âge de sept ans, l'ouïe est un peu affaiblie ; aux changements de temps principalement, le malade entend moins bien ; à part cela, il a toujours joui d'une excellente santé.

Le 20 août 1858, après une longue fatigue (le sujet est employé dans une maison de nouveautés, rue Condillac), M. C... ressent une douleur très-vive dans le petit orteil droit, douleur qui ne tarde pas à envahir le gros orteil du même pied : gonflement et rougeur de ces deux articulations ; impossibilité de les mouvoir ; douleur très-vive à la moindre pression. Ce malade ne peut supporter aucune chaussure ; il ne peut marcher qu'en appuyant le talon droit et en se soutenant sur une canne. — Les nuits sont mauvaises, sans sommeil. — Cataplasmes de farine de lin pendant quinze jours. Son médecin croit à un abcès : incision à la face plantaire du gros orteil, il n'en sort que du sang très-rouge; seconde incision, même résultat; douleurs et gonflement de toutes les articulations du pied droit.

C'est dans cet état de choses que M. C..., envoyé par ses patrons, vient à la consultation de l'établissement hydrothérapique. — Le traitement est commencé le 8 septembre 1858. — Après quinze jours d'une médication antiphlogistique et résolutive (applications froides locales, sudations et immersions froides), la guérison est complète, la douleur et le gonflement on disparu. M. C... peut chausser des brodequins étroits et reprendre ses occupations habituelles.

4e OBSERVATION. — Rougé, employé aux Chartrons dans une scierie, est atteint d'un rhumatisme articulaire chronique, qui a envahi successivement toutes les articulations les unes après les autres. Tout travail est impossible; et malgré quatre mois de traitements variés, ce malade n'a encore éprouvé aucune amélioration.

Le traitement hydrothérapique est commencé le 1er août. M. le Dr Guillemard fait placer le malade dans l'étuve sèche, où il reste 40 minutes, puis on donne la douche froide. Après vingt jours de cette médication, Rougé peut reprendre ses occupations. Le 29 août, je recevais de la société de Saint-Vincent-de-

Paul, au sujet de ce malade, une lettre de remercîments, que voici :

Société de Saint-Vincent-de-Paul. — Conférence de Saint-Louis.

« Bordeaux, le 28 août 1858.

A M. le Directeur de l'Établissement hydrothérapique du Bouscat.

« Monsieur,

» Sur la recommandation de M. Delahaye, notre confrère,
» vous avez bien voulu accorder vos soins intelligents et dés-
» intéressés au nommé Rougé, que nous protégeons.

» La conférence de Saint-Louis me charge, Monsieur, de
» vous exprimer toute sa reconnaissance pour le bien que
» vous avez fait à ce pauvre homme, si cruellement affligé, et
» qui est aujourd'hui, grâce à vous, rendu aux travaux qui
» assurent l'existence de sa famille.

» Heureux de remplir cette mission,

» Je vous prie, Monsieur, d'agréer l'expression de mes sen-
» timents les plus distingués.

» ANDRÉ PERRIER, *président.* »

5e OBSERVATION. — M. le Dr Gellie, médecin en chef des prisons, secrétaire de la Société médicale d'émulation, envoie au Bouscat le sieur Antony Borel, âgé de 28 ans, atteint depuis un an d'un rhumatisme goutteux qui a résisté aux divers traitements prescrits par les médecins, et pour lequel la savante société dont il est le secrétaire conseille l'hydrothérapie.

Après deux mois et demi de traitement, ce malade est complètement guéri ; néanmoins, M. Guillemard croit que la médication hydrothérapique doit encore être continuée longtemps, en raison de la constitution cachectique du malade.

6e OBSERVATION. — Le 2 octobre 1858, mon honorable ami Henri Soulès, docteur-médecin à Latresne, m'adressait le nommé Jean Ardouin, vigneron, affecté de douleurs rhumatismales existant depuis deux mois et demi, qui avaient résisté aux ressources ordinaires de la médecine. Nous fûmes convaincu que l'hydrothérapie était parfaitement applicable. Après dix jours de traitement, ce malade put, à sa grande satisfaction, reprendre ses travaux.

Ces quelques observations me paraissent suffisantes pour prouver qu'au Bouscat, comme dans d'autres établissements, l'hydrothérapie a pu traiter avec succès des affections rhumatismales ou goutteuses qui avaient résisté à toutes les autres médications.

§ 2. — AFFECTIONS NERVEUSES OU NÉVROSES.

« Dans beaucoup de cas de névrose, dit M. Andral, on trouve que le sang est remarquablement pauvre en globules ; or, on sait, du reste, que ce sont les globules qui, par l'élévation ou l'abaissement de leur chiffre, marquent dans le sang la force ou la faiblesse de la constitution. Si l'on diminue encore ces globules, soit par des saignées, soit par une alimentation insuffisamment réparatrice, on accroîtra à coup sûr le désordre nerveux. Que si l'on procède en sens inverse, il y aura grande probabilité que le désordre nerveux diminuera [1]. »

Tous les médecins sont d'avis aujourd'hui que les maladies du système nerveux ne reconnaissent d'autre cause que l'appauvrissement du sang. Puisque cette assertion est fondée, on comprend que c'est dans la médication tonique et reconstitutive que nous offre l'hydrothérapie, qu'on devra chercher un remède à cet état de choses.

1° *Hystérie.* — L'hystérie est une maladie propre au sexe féminin, caractérisée par des troubles complexes du système nerveux, tels que : spasmes divers, sensation d'une boule qui monte vers la gorge, convulsions cloniques se reproduisant sous forme d'attaques périodiques ; quelquefois paralysie plus ou moins étendue du sentiment et du mouvement, etc. A ces phénomènes, viennent encore se joindre une susceptibilité nerveuse excessive, une grande versatilité d'humeur, une inégalité dans les impressions morales et dans les fonctions de nutrition.

Les causes de l'hystérie se trouvent : dans un tempérament nerveux poussé à l'extrême, dans des émotions morales trop vives, dans le genre de vie auquel les usages de la société et le joug prématurément imposé des habitudes mondaines ex-

[1] *Essais d'hématologie pathologique.*

posent les jeunes filles des grandes villes, dans des troubles de la menstruation, etc.

Le traitement devra être essentiellement tonique. On emploiera, dans ce but, des douches générales, des douches locales tendant à régulariser la menstruation, un régime alimentaire réparateur, l'exercice, la gymnastique. Dans les attaques hystériques, on se trouvera bien de l'eau froide ingérée en très-grande quantité, avec ou sans le concours de la volonté de la malade : ce moyen a pu souvent abréger et diminuer la violence des spasmes.

Plusieurs malades présentant des symptômes d'hystérie ont été traitées avec succès au Bouscat. L'une d'elles, Mlle P..., qui nous avait été adressée par M. le Dr Boursier, a été parfaitement guérie après deux mois et demi de traitement. Cette malade nous présentait au début les symptômes suivants : attaques hystériques plusieurs fois par jour, s'accompagnant de mouvements convulsifs dans les membres, tintements d'oreilles, par moment paralysie complète des muscles de la voix, menstruation irrégulière et très-peu abondante. Peu à peu les attaques sont devenues moins fréquentes, et, le 20 mai 1858, lorsque Mlle P... suspendait son traitement, elle n'en avait pas eu depuis un mois.

L'hydrothérapie a produit aussi de bons résultats, et cela assez promptement, chez une malade de M. le Dr Boussiron, Mlle F..., rue Paulin, dont l'état avait été aggravé par les bains de mer.

Notons cependant que, le plus souvent, le traitement de l'hystérie par la médication hydrothérapique doit être continué pendant longtemps pour assurer une guérison durable. Je dirai, à ce sujet, qu'une jeune malade, Mlle P. Q..., rue du Palais-Gallien, n'ayant plus d'attaques après un mois et demi de traitement hydrothérapique, la famille crut devoir suspendre la médication; mais les attaques ne tardèrent pas à se reproduire. Ce n'est point là, ce me semble, une preuve de l'impuissance de la méthode, comme quelques-uns l'ont prétendu, mais bien plutôt insuffisance de traitement.

2° *Sciatique.* — La sciatique est une névralgie qui occupe la branche terminale du plexus lombo-sacré et ses divisions; c'est-à-dire, les nerfs de la région postérieure de la hanche et de la cuisse, de toutes les régions de la jambe et du pied. Cette maladie est caractérisée par un engourdissement, une sensation de brûlure, une lourdeur insolite dans le membre affecté. Lorsque la maladie passe à l'état chronique, la douleur se localise sur le trajet du nerf sciatique, avec des élancements qui se manifestent plus particulièrement dans certains points. Des exutoires, des frictions avec des liniments, tels sont les moyens que peut opposer à cette affection la médecine ordinaire. Nous avons dit ailleurs que l'hydrothérapie était la plus puissante de toutes les médications révulsives : c'est donc à elle qu'on devra s'adresser de préférence pour le traitement de la sciatique. Il en sera de même dans les autres névroses chroniques, telles que : la migraine, l'hypocondrie, la chorée ou danse de Saint-Guy, l'épilepsie, dont je ne puis donner ici la description.

OBSERVATION DE SCIATIQUE. — Mme D... est âgée de 40 ans, d'un tempérament sanguin, d'une forte constitution; elle n'a jamais eu de douleurs névralgiques ni rhumatismales.

Le 26 mai 1857, Mme D... ressent un engourdissement dans la jambe droite; elle n'y attache aucune importance, car elle n'éprouve point de douleurs, pas même en marchant. Le 27, même phénomène.

Le 28 au matin, Mme D... éprouve une légère douleur dans la hanche et dans la fesse droite. Le soir même, après une promenade assez longue, cette douleur devient très-vive, très-aiguë, intolérable; la malade est dans l'impossibilité de se rendre de son fauteuil à son lit, on est obligé de la porter; elle ne ressent plus aucune force dans la jambe; le moindre mouvement exaspère la douleur, et provoque des élancements extrêmement vifs qui parcourent toute la partie postérieure de la cuisse jusqu'au genou (direction du nerf sciatique). La malade compare ces douleurs à la sensation produite par un fer rouge que l'on promènerait à l'intérieur du membre.

M. le Dr Desbonne, dont tout le monde déplore aujourd'hui la mort prématurée, fait appliquer, le soir même, trois vésicatoires saupoudrés d'acétate de morphine : un sur la hanche, et les deux autres à la cuisse, sur le trajet du nerf sciatique.

La nuit se passe sans sommeil ; les douleurs deviennent de plus en plus vives ; elles sont intolérables, continues. La malade ne peut se tenir couchée, ni supporter la moindre pression sur le côté droit, malgré dix vésicatoires appliqués sur la douleur ; malgré le sirop d'aconit, les frictions de térébenthine, les liniments de toute espèce, ces phénomènes ne perdent rien de leur intensité. Ce n'est que vers la fin du deuxième septénaire que la malade peut goûter, par intervalles, quelques moments de calme. La douleur est plus sourde, plus vague. Mme D... peut se remuer dans son lit, et faire quelques pas dans la chambre avec l'appui de deux aides, car les moindres mouvements du membre malade sont assez difficiles et très-pénibles. La jambe ne peut soutenir le poids du corps ; il en résulte de la claudication.

Le Dr Desbonne ordonne alors *les bains sulfureux ; ils sont administrés sans succès aucun, et suspendus après le vingtième.*

Au mois d'août 1857, *les bains de vapeur sont employés ; après le huitième, on est obligé de les abandonner, car ils affaiblissent considérablement la malade.*

Tout l'hiver se passe sans que Mme D... éprouve un soulagement sensible. — Après onze mois de souffrances, toute médication ayant échoué, le Dr Desbonne nous conduit lui-même sa malade, et la confie entièrement à nos soins.

C'est le 17 avril 1858 que Mme D... commence le traitement hydrothérapique.

État actuel : Amaigrissement notable, appétit presque nul ; les douleurs sont sourdes et profondes. La malade ne peut marcher qu'appuyée sur un aide, et, chaque fois que le pied droit pose sur le sol, on lit sur sa physionomie la douleur qu'elle éprouve. — Engourdissement dans la cuisse et la jambe droite; gêne dans les mouvements, qui se traduit surtout par la difficulté qu'éprouve la malade à changer de position, à se lever quand elle est assise, et à se mettre en marche lorsqu'elle est depuis quelque temps immobile. — Les douleurs sont intermittentes, et ne lui laissent que quelques heures de repos pendant la journée et la nuit; elles suivent le trajet du nerf sciatique. La pression provoque des douleurs beaucoup plus vives dans les points sacro-iliaque, fessier, trochantérien, et au genou. — Il n'y a point d'amaigrissement du membre, mais un peu de flacidité des muscles.

Sudations en étuve sèche, douches froides générales et locales, immersions dans la piscine, tel est le traitement qu'a suivi Mme D... pendant les mois d'avril, mai, juin et juillet.

A la fin du premier mois, la malade peut déjà marcher sans éprouver de fortes douleurs et en boitant beaucoup moins; elle peut faire, sans trop de fatigue, trois quarts d'heure de marche après chaque séance, afin d'obtenir une réaction franche. Le mieux s'établit de jour en jour, et, à la fin de juillet, Mme D... laisse l'établissement pour aller habiter sa campagne, située aux environs de Bordeaux. Toutes les douleurs ont disparu; elle éprouve seulement un léger engourdissement dans la jambe droite et un peu de faiblesse de ce membre, ce qui entretient toujours une très-légère claudication.

Peu de jours après son départ, à la suite d'une trop

longue marche, quelques douleurs se montrent de nouveau dans le membre droit. Mme D... revient nous voir, et, après un traitement de quelques jours, toute trace de douleurs disparaît. Mme D... continue à prendre quelques séances hydrothérapiques, pour ne pas cesser le traitement d'une façon brusque, consolider sa guérison, et un peu par reconnaissance pour l'hydrothérapie.

3° *Névropathie générale.* — « Il est un état qui, sans pouvoir être considéré comme un état réel de maladie, n'est cependant pas la santé. Je veux parler de cet état des personnes nerveuses qui ont toujours quelque souffrance dans un point ou dans l'autre, qui sont affaiblies, qu'une simple promenade fatigue, dont les digestions sont difficiles et l'intestin paresseux. Il n'est assurément aucun médecin qui n'ait rencontré maintes et maintes fois des sujets dans cet état, et surtout des femmes. Les malades de ce genre abondent dans les établissements hydrothérapiques, et ce sont ceux chez lesquels on obtient les plus nombreux succès[1]. »

OBSERVATION DE NÉVROPATHIE. — Mme B..., âgée de 38 ans, constitution délicate, tempérament nerveux. Réglée à douze ans, les menstrues s'établirent facilement, et furent très-régulières jusqu'au

[1] Valleix, *Coup-d'œil général sur l'Hydrothérapie*, dans *Bull. gén. de Thérapeutique*, tom. 35, pag. 101. Paris, 1848.

mois de février 1848, époque à laquelle elles devinrent peu abondantes. Mme B... habitait alors la place de l'Hôtel-de-Ville à Paris, subissant à chaque instant de fortes émotions morales.

Cette femme voit apparaître à la même époque, du côté des organes de la digestion, des troubles nerveux; l'appétit est à peu près aboli; dégoût des aliments, des viandes principalement; les crudités, les acides sont seuls recherchés; digestions pénibles.

Mme B... ressent pour la première fois, dans les deux membres inférieurs, des douleurs névralgiques vives, spontanées, continues, erratiques, exaspérées par les mouvements et par la chaleur du lit; apparition de ces mêmes phénomènes aux deux membres supérieurs et à la région lombaire; à l'époque des menstrues surtout, ces douleurs deviennent très-vives, et la malade éprouve alors un *accès* qui se prolonge pendant plusieurs jours.

Pendant six ans, ces douleurs restent à peu près les mêmes; elles disparaissent quelquefois spontanément ou sous l'influence d'une certaine médication, mais, au bout de quelques jours, elles se reproduisent avec une intensité nouvelle. La malade reçoit les soins de M. le Dr Colas, de Paris. Le sulfate de quinine à hautes doses, le valérianate de zinc, les pilules de Méglin, les purgatifs, restent complétement inefficaces et n'amènent qu'un soulagement de courte durée; les *globules* du Dr Tymbard demeurent aussi infructueux.

En 1854, Mme B... vient habiter Bordeaux avec son mari, emportant avec elle cette longue suite de douleurs. — Deux mois après son arrivée, sans causes appréciables, Mme B... est prise tout à coup, au sommet de la tête, d'une douleur vive, lancinante, s'étendant jusqu'à la tempe droite qu'elle envahit, et s'irradiant derrière l'oreille du même côté. — La moindre pression exaspère ces douleurs; elles sont intermittentes. Les accès sont très-violents, durent plusieurs heures, et se reproduisent plusieurs fois par jour. M. le Dr Moussous fait appliquer un vésicatoire sur le sommet de la tête et à la tempe droite : ces douleurs se calment, disparaissent même, mais, au bout de quelques jours, elles se reproduisent avec la même intensité, toujours au sommet de la tête, mais à la tempe gauche cette fois; elles envahissent tout le cou; elles sont si vives, qu'on redoute un moment la folie. La malade ne peut appuyer la tête sur l'oreiller; elle ne peut ni manger, ni faire aucun mouvement sans exaspérer la douleur. En désespoir de cause, la malade s'adresse de nouveau à l'homœopathie; mais, après huit mois d'essais infructueux, elle vient se placer entre les mains de M. le Dr Boursier, qui, après toute espèce de tentatives également stériles, conseille à Mme B... d'essayer l'hydrothérapie.

État actuel. — Le facies est celui d'une personne qui souffre depuis longues années; l'amaigrissement est très-prononcé, la peau sèche, et la perspiration cutanée pour ainsi dire nulle. Les forces sont bien diminuées; une promenade de vingt minutes la fatigue. — Caractère impatient, irritable; tendance à la mélancolie. — L'appétit est entièrement aboli; dégoût pour les aliments; digestions pénibles. — L'auscultation ne fournit que des résultats négatifs; il n'existe aucune altération organique du cœur. — Le système nerveux est profondément altéré; les douleurs névralgiques dont j'ai déjà parlé sont toujours à peu près les mêmes ; elles se font sentir tantôt dans un point, tantôt dans un autre, mais elles n'envahissent jamais la tête et les jambes en même temps.

Les *accès* sont parfois très-violents, surtout à l'époque des règles, phénomène qui s'est produit constamment depuis l'invasion de la maladie ; les menstrues sont très-irrégulières ; le sang est très-peu abondant (il n'apparaît qu'un jour) et très-peu coloré ; pertes blanches ; aucune lésion organique du côté de l'utérus.

Le traitement hydrothérapique est commencé le 10 novembre 1857.

Deux séances par jour : sudations dans l'étuve sèche, immersions dans la piscine, douches générales en pluie, douches locales en pluie et en jets sur les points douloureux, principalement sur la région lombaire et à la partie supérieure des cuisses, à l'époque des règles, etc.

10 décembre 1857 : Une amélioration considérable s'est manifestée dès les premières douches ; les douleurs sont moins vives, les accès moins violents, plus rares et plus courts.

4 janvier 1858 : Les menstrues apparaissent sans provoquer de douleurs lombaires vives ; les règles sont plus abondantes qu'elles ne l'ont jamais été depuis dix ans ; elles durent trois jours ; le sang est bien coloré ; la leucorrhée a disparu presque entièrement.

12 février : Les douleurs erratiques se sont à peu près dissipées ; des accès très-courts et très-peu violents se reproduisent encore, mais à des intervalles très-éloignés ; plus d'accidents nerveux du côté de l'estomac ; les forces reviennent avec l'appétit et le

sommeil. — Les époques sont revenues avec régularité, et l'écoulement a été très-abondant.

25 février : Les accidents névralgiques ont complètement disparu.

Mme B... n'éprouve plus la moindre douleur; l'état général s'est modifié ; les forces, l'appétit, le sommeil ne laissent rien à désirer.

10 mars : La guérison est complète, et la santé aussi satisfaisante que possible.

Aujourd'hui 25 octobre 1858, la guérison ne s'est pas démentie un instant.

§ 3. — DE QUELQUES AUTRES AFFECTIONS CHRONIQUES.

Les longs détails dans lesquels je suis entré touchant les affections rhumatismales, goutteuses, névralgiques, m'ont paru nécessaires à cause de la fréquence de ces maladies. Je vais maintenant passer rapidement en revue celles qui sont le plus souvent traitées par l'hydrothérapie, en ayant bien soin d'indiquer les principaux résultats du traitement hydrothérapique.

1° *Maladies des voies digestives.* — Nous comprenons dans ce cadre la gastrite, la gastro-entérite, la dyspepsie, la constipation, les hémorrhoïdes. Avec le régime prescrit par la méthode, avec des douches toniques et révulsives, il est bien rare qu'on n'arrive pas à triompher des maladies de l'estomac, des intestins, ainsi que des congestions du foie, qui s'y lient très-souvent. Une heureuse révolution se manifeste en général par le retour de l'appétit, la régularité des digestions, un changement dans la composition du sang, sous l'influence duquel cessent les phénomènes nerveux qui avaient pu se produire.

L'observation suivante démontrera combien sont prompts, dans certains cas de ce genre, les effets de l'hydrothérapie.

OBSERVATION. — A. L..., étudiant en médecine, est âgé de vingt ans; il est d'une bonne constitution, et, jusqu'à l'âge de 18 ans, sa santé a été très-bonne.

Il y a environ deux ans (août 1856), il ressentit les premiers symptômes d'une gastro-entérite (douleurs à l'épigastre et dans les régions ombilicales et iliaques, s'irradiant dans les hypocondres et les flancs; difficulté dans les digestions, nausées, borborygmes). Cet état persista pendant un an sans que la santé du sujet en fût sensiblement altérée; il ne suivit, du reste, aucun traitement.

Il y a un an (août 1857), le malade, qui habitait alors la ville de Rochefort, fut atteint de fièvres intermittentes. Ces dernières cédèrent à l'action de fortes doses de quinine; mais, sous l'influence de ce traitement, les douleurs épigastriques augmentèrent, la diarrhée survint, et le malade, qui ne voulait s'astreindre à aucun traitement, maigrit rapidement et resta dans cet état jusqu'au mois de mai 1858.

C'est alors qu'il se soumit à un traitement.

Le 1er mai 1858, les douleurs sont fortes, la langue est saburrale, sa pointe et ses bords d'un rouge vif;

la diarrhée est continuelle. Une application de quinze sangsues est faite sur les parties douloureuses, et des onctions d'huile d'amandes douces y sont pratiquées. Les douleurs diminuent sans disparaître complètement. Dans le cours du mois de mai, trois vésicatoires sont placés sur les régions douloureuses; les douleurs diminuent presque complètement. Le régime du malade se compose de laitage froid. Il prend des bains de siége et des lavements; mais il ne peut digérer ni les viandes, ni les légumes.

Cet état de choses persistant toujours, le malade se rend à la campagne, où il reste un mois sans qu'il y ait amélioration.

Enfin, le 12 août, il vient réclamer nos soins. Son état est le suivant : Amaigrissement profond, forces nulles, visage plombé, langue rouge aux bords et à la pointe; appétit considérable, digestion des substances solides complètement impossible. Toutefois, les douleurs sont à peu près nulles.

Le malade pèse 48 kilog. Au bout des trois premières semaines de traitement, les douleurs ont complètement disparu, le gargouillement a beaucoup diminué, et la digestion des viandes blanches et noires se fait assez bien. La constipation et la diarrhée, qui avaient reparu, ont de nouveau disparu, et l'assimilation des aliments fait de jour en jour des progrès. La langue, qui était saburrale, rouge sur les bords et à la pointe, reprend sa coloration normale. Les forces suivent les progrès de la nutrition. En un mot, le malade est en voie de guérison, et va passer quelques semaines dans les Pyrénées.

2° *Maladies des organes génito-urinaires de*

l'homme et de la femme. — De tout temps, l'eau froide a été un moyen employé pour combattre les pertes séminales involontaires, qui se retrouvent si souvent comme complication, et plus souvent encore comme cause d'une foule d'affections nerveuses. L'hydrothérapie moderne possède tous les moyens convenables pour faire disparaître cette affection ; en outre, son action reconstitutive lui permet de réparer les funestes effets de cette maladie sur la santé générale.

Sous l'influence d'un traitement hydrothérapique suivi régulièrement et administré d'une façon convenable, on voit se régulariser la menstruation. Les pratiques hydriatiques ont la propriété de rappeler, d'augmenter ou de diminuer le flux menstruel.

On sait que les déplacements considérables de la matrice s'accompagnent le plus souvent de troubles fonctionnels et de désordres nerveux graves. Les douches froides peuvent faire disparaître tous ces phénomènes sympathiques mieux que les ceintures et pessaires de toutes espèces, en fortifiant le tissu et les ligaments de l'utérus. Mais on comprendra parfaitement que des injections pratiquées à domicile, avec les appareils irrigateurs tels qu'ils existent, ne suffiront pas. Il faut des douches d'une certaine puissance et à jet continu, ce qu'on ne peut trouver que dans des établissements hydrothérapiques complets.

L'hydrothérapie est un adjuvant puissant dans le traitement des affections syphilitiques de toute nature. Grâce aux effets dépuratifs qu'elle peut produire, elle débarrasse l'économie de ce virus qui l'empoisonne.

Un grand nombre de malades, atteints d'affections graves et anciennes de cette nature, ont été traités avec succès au Bouscat, et je crois franchement que la médication hydrothérapique doit toujours être préférée à ce nombre incalculable de remèdes secrets avec lesquels on exploite la crédulité publique; en ayant soin, bien entendu, d'y joindre l'action des médicaments spécifiques.

Nous avons aussi traité au Bouscat, avec des bains de siége à eau courante, quelques gonorrhées anciennes, et les résultats nous ont paru très-satisfaisants.

3° *Maladies de la peau.* — J'ai dit, dans la Partie historique de cet ouvrage, que les premiers malades traités en France par l'hydrothérapie étaient atteints d'affections cutanées. Ces maladies, rebelles en général aux ressources de la thérapeutique, sont modifiées très-heureusement par la médication hydrothérapique. Sous l'influence de la sudation, des immersions, des douches, on peut rétablir définitivement dans ses conditions normales l'état organique et fonctionnel de la peau; en outre, la santé générale s'améliore d'une façon notable.

Au reste, qu'on admette l'existence d'un vice dartreux, d'une diathèse dartreuse, ou qu'on envisage les maladies de la peau comme des affections locales seulement, il me semble que, dans l'un comme dans l'autre cas, l'hydrothérapie, avec ses divers moyens, est un traitement parfaitement rationnel. Le plus souvent, la médecine ordinaire combat ces affections par des applications locales externes ; et si à cet emploi vient se joindre l'usage de médicaments internes, ils n'agissent guère qu'à titre de révulsifs : n'est-ce pas de la même façon que se comporte l'hydrothérapie ?

Quelques malades atteints d'affections de la peau ont été traités avec succès au Bouscat, et, comme exemple de guérison complète, je citerai l'observation suivante, dont nous avons pu montrer les beaux résultats à M. le Dr Bitot, professeur à l'École de médecine de Bordeaux.

OBSERVATION D'ECZÉMA. — Mme V... habite les environs de Bergerac ; elle est âgée de 60 ans, d'une constitution délicate, d'un tempérament nerveux ; elle a toujours joui d'une excellente santé.

Mme V... va elle-même nous donner des détails sur l'affection pour laquelle elle vient réclamer les secours de l'hydrothérapie.

Notes fournies par la malade pendant son traitement.

« Au mois de mai 1857, je ressentis une démangeaison et une cuisson très-vives derrière les oreilles, le cou et au cuir chevelu.

» Je vis alors apparaître à ces mêmes endroits une éruption de petits boutons rouges, très-rapprochés les uns des autres ; forcée de me gratter, il s'en exhala un liquide visqueux, qui tachait le linge et se concrétait en écailles minces, jaunâtres, tombant facilement pour se reproduire bientôt. — Au mois de décembre, ces mêmes phénomènes se montrèrent au-devant de la poitrine, aux deux jambes et aux deux bras ; bientôt tout mon corps fut parsemé de croûtes grisâtres, croûtes qui n'ont pas disparu après quinze mois de médications de toute sorte (bains sulfureux, dépuratifs administrés sous toutes les formes, purgatifs, pilules arsénicales, etc., etc.).

» Le 20 juillet 1858, je viens à Bordeaux réclamer une fois de plus les secours de l'art. J'entends parler de l'établissement hydrothérapique du Bouscat et des bons résultats qu'on y obtient ; le 21, au matin, je m'y installe. »

État actuel. — Mme V... est très-amaigrie ; le teint est d'un gris terreux, la peau est sèche, écailleuse.

On remarque des croûtes plus ou moins dures, jaunâtres, au cuir chevelu, au cou, derrière les deux oreilles, aux deux membres supérieurs, depuis le coude jusqu'à la moitié postérieure des deux avant-bras ; sur toute la face dorsale des mains, au sternum, à la partie interne et externe de la jambe gauche, au talon et à la face dorsale du pied du même membre, sur toute la jambe droite.

La démangeaison est très-vive ; elle empêche la malade de prendre aucun repos ni la nuit, ni le jour.

Le traitement est commencé le 21 juillet 1858. La santé de Mme V... ne tarde pas à s'améliorer ; moins de quinze jours après son arrivée à l'établissement du Bouscat, l'appétit, nul jusque-là, est devenu très-vif. — 15 août, les croûtes ont déjà disparu sur plusieurs parties du corps.

Le 8 septembre 1858, Mme V... quitte l'établissement du Bouscat entièrement rétablie. La peau est revenue à l'état normal; on ne voit plus qu'une légère teinte blafarde à l'endroit où se trouvaient les croûtes; il n'y a plus de démangeaison; la guérison est complète. Espérons qu'elle ne se démentira pas.

4° *Fièvres intermittentes*. — Le traitement hydrothérapique de la fièvre intermittente consiste en une douche générale en pluie, administrée, une heure ou une demi-heure avant le retour présumé de l'accès, simultanément avec une forte douche locale de 3 centimètres de diamètre, qu'on dirige sur la région de la rate.

« A l'aide de ce traitement, dit M. Fleury, on se propose : 1° d'exercer sur le système nerveux une perturbation puissante; 2° d'opposer une réaction périphérique, énergique, une stimulation de toute l'enveloppe cutanée, au frisson, à la période algide de la fièvre; 3° de modifier la circulation capillaire générale et celle de la rate, afin de combattre l'engorgement de cet organe. »

J'ai vu traiter au Bouscat, par cette médication, plus de vingt malades atteints de fièvres intermittentes, dont quelques-unes même s'étaient montrées rebelles à l'action de la quinine, et *tous* ont guéri après une moyenne de traitement d'un mois.

L'effet constant du traitement a été le suivant : Après la première douche, l'accès a été retardé de plusieurs heures, et s'est montré moins intense; les phénomènes morbides qui accompagnent toujours la fièvre se sont amendés ; la rate a diminué graduellement de volume, pour revenir en peu de jours à ses limites physiologiques, lorsque celles-ci avaient été dépassées.

5° *Affections des articulations.* — L'entorse, les roideurs articulaires, la coxalgie, les ankyloses, les tumeurs blanches peuvent être traitées par l'hydrothérapie. M. le Dr Bonnet, de Lyon, qui a étudié d'une façon toute spéciale les maladies des articulations, considère les douches froides, associées aux mouvements et au massage, comme l'une des méthodes les plus précieuses dont on puisse disposer dans le traitement local de ces affections.

« Il est hors de doute pour moi, dit M. Fleury en parlant des tumeurs blanches, que l'hydrothérapie n'a point d'équivalent pour combattre une maladie qui, dans la presque universalité des cas, résiste à toutes les ressources de la thérapeutique ; mais, pour obtenir les résultats que cette médication peut donner, il faudra que les malades et les chirurgiens se décident enfin à la faire intervenir *dès le début*, et à ne point attendre que des désordres graves aient profondément altéré les parties molles ou même les os, les cartilages et les synoviales. Je ne crains pas de proclamer ici l'immense supériorité de l'eau froide sur les émissions de sang locales, les vésicatoires, les cautères, la pommade au nitrate d'argent, l'iode et les iodures, et tous les autres moyens que la chirurgie met impitoyablement en usage pour se conformer aux prescriptions de l'art classique, sans en retirer, dans le plus grand nombre des cas, aucun avantage bien constaté. »

L'établissement du Bouscat a eu à traiter plusieurs malades atteints d'affections articulaires, et, chez tous ceux qui ont eu la patience d'attendre, le traitement a produit de bons effets.

Presque tout, en hydrothérapie, se réduit à une question de temps, surtout dans les affections dont je parle, attendu que tous ceux qui ont recours à cette médication n'ont pas le privilége de guérir en quinze jours comme certain malade, vieux militaire de l'Empire, employé à la Monnaie de Bordeaux, qui, atteint d'une arthrite chronique du genou, qui avait résisté depuis quatre mois à tous les agents médicaux, fut guéri au Bouscat après quinze séances. Cette observation ayant déjà fait le sujet d'un article dans un journal politique de la part d'un médecin de Bordeaux, attaché à cette époque à l'établissement du Bouscat, je ne ferai que la mentionner ici. En revanche, je vais rapporter deux observations de coxalgie, l'une parfaitement guérie par la médication après six mois de traitement, l'autre améliorée au point de faire espérer une guérison complète dans peu de mois.

Ire OBSERVATION. — Mlle B... habite Bordeaux; elle est d'un tempérament nerveux, d'une constitution délicate; réglée à 14 ans, la menstruation s'est établie facilement, et a toujours été parfaitement régulière.

Jusqu'en 1848, Mlle B... a joui d'une santé excellente. A cette époque, elle fit une chute sur la cuisse gauche; immédiatement après, elle ressentit une douleur légère dans le membre pelvien gauche, douleur qui augmenta progressivement et devint tellement vive, que la malade fut dans l'impossibilité absolue de se servir de cette jambe; la marche n'était plus possible qu'avec l'aide de deux crosses.

M. le Dr Perrin examine la malade; il ne trouve ni empâtement ni gonflement dans l'articulation, mais seulement un allongement sensible du membre gauche (2 centimètres) et une légère déviation du pied en dedans.

Deux mois plus tard, M. le Dr Chaumet, appelé en consultation, constate un allongement de 6 centimètres de ce même membre et une déviation plus prononcée encore du pied en dedans.

Après sept mois d'un traitement tonique et reconstitutif, d'applications plusieurs fois répétées de sangsues; après quatre-vingt-dix bains sulfureux et cent vingt bains gélatineux, la santé de la malade s'améliore, mais ce n'est que trois ans plus tard que la jambe revient entièrement à l'état normal.

Au mois de mai 1856, Mlle B..., après avoir passé

trois mois à soigner, jour et nuit, un de ses oncles malade, qui habitait à Casteljaloux une maison très-humide, se sentit elle-même très-affaiblie par la fatigue et les veilles; sa santé devint chancelante. — Elle fut prise d'une douleur vive, lancinante, dans l'articulation coxo-fémorale gauche; la marche était pénible; quelques jours de repos firent presque entièrement disparaître ces phénomènes.

Mlle B... revient à Bordeaux; elle ressent toujours un peu d'engourdissement dans le membre pelvien, et, pendant dix mois, quelques douleurs sourdes, mal définies, se réveillent parfois, surtout aux changements de température.

Le 24 mai 1856, sans causes appréciables, une douleur très-vive se manifeste subitement au pli de l'aine et vers la tubérosité de l'ischion du côté gauche. — Impossibilité absolue de marcher; Mlle B... est obligée de garder le lit.

Elle est soumise à un traitement énergique; plusieurs applications de sangsues, des vésicatoires, des liniments, des pommades restent complètement inefficaces, et c'est à peine si, un an après, elle peut faire quelques pas dans sa chambre, appuyée sur une béquille et sur une canne. — Les bains sulfureux sont conseillés : ils ont pour résultat d'affaiblir considérablement la malade, et de surexciter le système nerveux. — Quelques bains de mer factices et l'iodure de potassium pris à l'intérieur améliorent l'état général; mais l'articulation reste toujours aussi douloureuse.

M. le Dr Dénucé, qui est son médecin, voyant l'insuccès de toute médication, veut tenter, en dernier ressort, l'emploi du *cautère actuel;* Mlle B..., ne voulant pas consentir à se laisser faire des raies de feu, vient, en désespoir de cause, demander sa guérison à l'hydrothérapie.

Le traitement est commencé le 18 mars 1858.

État actuel. — La face est profondément altérée par la souffrance; le teint est d'un jaune gris; l'appétit est nul, l'amaigrissement considérable. — La marche est très-pénible; c'est à peine si la malade peut faire quelques pas en s'appuyant; la claudication est très-prononcée. — L'articulation coxo-fémorale gauche est le siége de douleurs sourdes continues que le plus petit mouvement exaspère. — La malade ne peut s'asseoir que sur le côté droit; les mouvements de rotation et d'élévation du membre pelvien gauche sont impossibles. On ne remarque aucune déformation de l'articulation; il n'y a ni gonflement, ni tuméfaction. — Les muscles fessiers du côté gauche sont atrophiés et flasques; ils sont plus abaissés que ceux du côté droit. — La jambe et la cuisse présentent un amaigrissement notable de 3 centimètres; il n'existe aucune différence dans la longueur des deux membres inférieurs.

Traitement. — Étuve sèche, piscine, draps mouillés; douches générales, douches locales en pluie et en jet.

Après le premier mois de traitement, un changement considérable s'est déjà opéré dans l'état général de la malade; l'appétit, perdu depuis longtemps, est revenu, et Mlle B... prend avec plaisir une alimentation substantielle (viandes noires rôties, vin de Bordeaux). — Les douleurs sont moins vives; les forces commencent à revenir à la jambe malade, et Mlle B... peut déjà faire une promenade de dix minutes avec l'aide d'une canne seulement.

Au mois de juin, les douleurs ont bien diminué; la malade peut faire exécuter à sa jambe des mouvements de rotation; les muscles fessiers sont très-relevés, et sont à peu près revenus à l'état normal. — Le membre gauche a grossi de 1 centimètre et demi; les muscles ont repris leur tonicité; la marche est facile sans canne, et produit très-peu de claudication.

Le traitement est continué en juillet et août; au mois de septembre, Mlle B... est fraîche et grasse, et sa santé générale ne laisse rien à désirer. Quelques douleurs se font encore sentir dans l'articulation coxo-fémorale, mais à de rares intervalles. — Elle a jeté bien loin sa béquille et sa canne; une promenade d'une heure ne la fatigue point; la claudication est à peine sensible; il n'y a plus qu'une différence de 1 centimètre entre les deux membres inférieurs.

2e OBSERVATION. — Le sujet de cette observation est un jeune homme de 22 ans, Émile B..., étudiant en médecine, né à Jonzac (Charente-Inférieure).

Il fait remonter le commencement de sa maladie au mois d'octobre 1857. A cette époque, il ressentit, après une grande fatigue éprouvée à la chasse, une douleur dans le pli de l'aine du côté droit, qui le faisait légèrement boiter.

Malgré cet avertissement, M. Émile M... continua à chasser jusqu'à la fin des vacances. Rendu à Paris pour continuer ses études, il ne consulta d'abord aucun médecin, voyant tous les symptômes se dissiper presque complètement sous l'influence du repos.

Mais, vers la fin de décembre 1857, à la suite d'une

longue marche, une douleur sourde, contuse, mal définie, se fait sentir de nouveau au pli de l'aine et vers la tubérosité de l'ischion. Par suite de cette douleur, le malade ne peut s'asseoir que sur le côté gauche.

M. Émile B... s'adresse alors à M. Martin Mayron, qui conseille le repos et des frictions au baume Opodeldoch.

Malgré cette médication, la faiblesse continue à augmenter, et une nouvelle douleur, également sourde, contuse, se fait sentir au jarret et vers les condyles de l'articulation du genou.

M. Martin, une seconde fois consulté, ordonne le repos complet, des vésicatoires sur l'articulation coxo-fémorale, 50 centigrammes d'iodure de potassium tous les matins.

Trois vésicatoires sont successivement appliqués; aucun soulagement ne se fait sentir.

M. Émile B... s'adresse alors à M. Nélaton, qui lui conseille le retour dans sa famille et la cautérisation au fer rouge.

Deux cautérisations pointillées et une cautérisation transcurrente sont pratiquées sans avantage sensible. Les douleurs sont restées les mêmes, sourdes et mal définies. Les nuits sont bonnes, mais le séjour au lit a considérablement affaibli le malade, qui est obligé de manger couché, ne pouvant rester debout ou assis sans être menacé de syncope.

Le membre pelvien droit a beaucoup dépéri, et est devenu si faible, que le malade ne peut le déplacer qu'en le soulevant avec les mains.

Fatigué d'un traitement aussi infructueux, M. Émile B... essaye les bains sulfureux et l'insolation, qui lui permettent bientôt de faire quelques petites promenades à l'aide de deux béquilles. L'appétit revient un peu, mais la douleur et la faiblesse persistent toujours dans le membre malade.

C'est dans cet état de choses que ce jeune homme s'est adressé à l'hydrothérapie, et est entré à l'établissement du Bouscat le 23 juin 1858.

M. Émile B..., qui est très-grand (1m 81c), a été prédisposé à la maladie qui l'afflige aujourd'hui par une croissance rapide et des pollutions nocturnes qui ont persisté pendant quatre ans (de quatorze à dix-huit).

Aussi, il est très-maigre; le teint est pâle, la peau sans coloration, la circulation, par conséquent, peu active dans les capillaires; le système veineux est plein, le pouls lent (65 à 60 pulsat.), dépressible.

Passant à l'examen de la partie malade, nous avons trouvé une différence de 3 centimètres en circonférence entre la jambe droite et la jambe gauche.

Les muscles fessiers du côté droit sont atrophiés et plus abaissés de ce côté que de l'autre; les chairs sont molles et flasques; il n'y a point de douleur à la pression ni à la percussion, pas de tumeur ni d'empâtement de la partie malade; aucune différence sensible dans la longueur des deux jambes.

Le malade ne peut marcher qu'à l'aide de deux béquilles.

Douche générale en pluie, 1 minute; douche horizontale en pluie et en jet, 3 minutes.

15 août : Pendant les quatre ou cinq premiers jours, le traitement a exagéré les accidents nerveux; le malade n'a pu presque rien prendre, et il y a eu une

légère agitation fébrile dans le pouls. Ces accidents ont bientôt disparu pour faire place à un appétit plus vif. La peau et les tissus sont devenus plus colorés. Le malade n'est plus obligé de se coucher pendant le jour ; il se promène dans l'établissement à l'aide de ses deux béquilles. Les chairs sont plus fermes, les muscles se sont parfaitement relevés, et il n'y a plus qu'une différence de 2 centimètres entre les deux jambes.

5 septembre : Les douleurs se sont un peu réveillées ; les nuits sont bonnes cependant ; l'appétit est excellent ; le malade a sensiblement engraissé.

5 octobre : La guérison serait probablement complète aujourd'hui, si l'apparition d'une fièvre typhoïde ne nous avait mis dans l'obligation de suspendre le traitement hydrothérapique pendant plusieurs semaines. Le malade reprendra son traitement en décembre jusqu'à parfaite guérison.

6° *Affections de la moelle épinière et maladies qui en sont la conséquence ; — paralysies.* — A aucune époque, les maladies de la moelle épinière n'ont été aussi fréquentes que de nos jours. Les préoccupations de l'esprit, une vie irrégulière, sont les causes principales du désordre qui se produit. Comme on le pense bien, Græfenberg, ce refuge des malades désespérés, en a reçu un grand nombre qui se sont parfaitement trouvés du traitement. Plusieurs malades atteints de congestion chronique de la moelle épinière ont été, au Bouscat, soumis avec succès au traitement hydrothérapique.

Mais, dans certains cas de paralysies, dépendant d'une affection organique des centres nerveux, nous n'avons pas été aussi heureux. Notons, néanmoins, que toujours l'état général des malades a été sensiblement amélioré, ce qui est encore un résultat énorme, comparativement à l'impuissance où se trouve la médecine avec les ressources ordinaires de la thérapeutique.

Dans le traitement des paralysies, on doit toujours avoir recours à des douches très-puissantes, ayant une grande force de percussion, ce qu'il est impossible d'obtenir sans une installation complète. En outre, on se trouvera bien, le plus souvent, d'associer l'électricité aux douches froides.

OBSERVATION. — Les nombreuses personnes qui ont visité l'établissement en novembre et décembre 1857 ont pu voir un jeune homme de 16 ans, Jules F..., chez lequel la marche était complètement impossible. Après une fièvre typhoïde contractée au Lycée d'Angoulême, Jules était resté avec une paralysie des membres inférieurs s'accompagnant d'atrophie musculaire, qui rendait tout mouvement, dans les extrémités, impossible. Au bout de deux mois de traitement, le malade peut marcher avec des béquilles, et rentrer dans sa famille. Dans ce cas, conformément à ce que je viens de dire, le traitement a été appliqué de concert avec l'électricité. Tous les jours, le malade était électrisé par un des médecins distingués de Bordeaux, qui s'occupe d'une façon spéciale de cette partie de la thérapeutique ; aussi, quoique les douches aient joué le principal rôle, nous croyons que l'électricité a eu sa bonne part dans le succès.

Dans certaines de ces affections, la constipation étant assez habituelle, on adjoindra aux douches un moyen préconisé par M. le professeur Trousseau : je veux parler de pilules d'extrait de belladone, de 1 *centigramme seulement*, prises matin et soir. Ce moyen nous a toujours réussi pour détruire, concurremment avec la médication hydrothérapique, les constipations les plus opiniâtres.

7° *Épuisement et anémie.* — On voit très-souvent ces affections se montrer à la campagne, sous l'influence de la misère, d'une alimentation insuffisante ou malsaine, des abus de travail. En ville, la vie sédentaire de bureau, les préoccupations de l'esprit, les veilles, les bals, les spectacles, l'absence d'exercice, telles sont les principales causes donnant naissance à l'anémie idiopathique, parfaitement distincte de l'anémie des convalescents ou de celle qui est symptomatique d'une affection organique.

Sous l'influence des douches froides, employées à titre de médication excitatrice, l'appétit se développe, les forces reviennent, les accidents nerveux disparaissent, le teint se colore, et tout rentre dans l'ordre.

8° *Tempérament lymphatique ; — scrofules.* — Ces affections sont caractérisées par un appauvrissement très-marqué du sang ; les globules sont en moins grand nombre ; l'appétit est capricieux, les digestions difficiles ; la peau est fine, blanche, parsemée de veines bleues très-apparentes ; les chairs assez abondantes, mais flasques, mollasses.

L'hydrothérapie, comme modificateur capable d'imprimer aux fonctions de nutrition une activité plus grande, est le mode de traitement qu'on doit préférer. Il faut y joindre l'usage des corps gras, de l'huile de foie de morue.

Attendu que l'hérédité [1] joue, dans ces maladies, un rôle très-important, on doit encore leur opposer comme remède le croisement des races.

9° *Chlorose.* — C'est une maladie cachectique propre au sexe féminin, liée le plus souvent à un trouble dans l'établissement ou le cours de la menstruation, caractérisée par des désordres nombreux

[1] Dans l'île de Jersey, les familles nobles ne s'allient qu'entre elles, et on remarque qu'elles s'éteignent par les progrès de la maladie scrofuleuse ; même en Espagne, la grandesse se mésallie rarement, et l'on sait que les grands d'Espagne sont très-sujets au rachitisme..... La noblesse de tous les pays a beaucoup souffert, dans sa constitution physique, de ces alliances formées dans un cercle trop restreint. Les Juifs, quoique épars dans l'univers, ne se marient qu'entre eux. C'est pour cette raison que leur race, primitivement si belle, a évidemment dégénéré, et qu'elle est aujourd'hui moissonnée par les maladies scrofuleuses. (Bottentuit.)

et variés de la nutrition, de l'innervation, ainsi que par un appauvrissement de l'élément globulaire du sang, avec pâleur de la peau.

Si on veut bien se rappeler ce que j'ai dit de l'action de l'hydrothérapie sur la menstruation, sur les fonctions de nutrition, on comprendra sans peine que c'est la meilleure médication à opposer à cette maladie. C'est avec les préparations ferrugineuses que la médecine ordinaire combat cette affection. Or, j'ai dit ailleurs que ce médicament, d'après MM. Trousseau et Pidoux, n'agissait point directement, mais plutôt par l'activité plus grande qu'il imprimait aux fonctions digestives.

10° *Asthme ; — catarrhe bronchique chronique.* — Ces affections, contre lesquelles les divers moyens de la matière médicale restent sans effet, et que l'opium seul paraît quelquefois rendre plus supportables, sont très-sensiblement améliorées par l'hydrothérapie, même dans les cas où cette affection se lie à une altération organique du cœur et des poumons.

11° *Obésité.* — « Il n'est point de meilleure méthode de traitement que l'hydrothérapie contre l'obésité. Par l'usage bien combiné des sudations fréquentes, des douches, de l'eau froide à l'intérieur et de l'exercice, on fait disparaître le tissu adipeux et l'on diminue rapidement le poids du corps, sans altérer la santé, sans compromettre les organes digestifs ou la nutrition, et malgré une alimentation abondante et substantielle. » (Fleury.)

12° *Phthisie.* — On sera peut-être étonné de me voir placer ici la phthisie pulmonaire parmi les affections qui peuvent être traitées par l'hydrothérapie; mais qu'on me permette d'entrer à ce sujet dans quelques détails qui ôteront à cette question de son étrangeté.

Disons d'abord que cette maladie est celle qui, dans nos climats tempérés, fournit à la mort le plus grand contingent de victimes. Ainsi, en France, on compte un phthisique sur cinq décès; en Angleterre, un sur quatre.

Cette maladie, la plus commune, la plus terrible de toutes celles qui affligent l'humanité, est-elle susceptible de guérison?

Tout le monde croit à la curabilité de la phthisie, et la nature nous en fournit souvent des preuves. Ainsi, il n'est pas rare, dans les autopsies, de rencontrer les traces de cavernes cicatrisées, et cela comme pour enlever au traitement dont nous allons parler de son étrangeté, chez des vieillards qui avaient passé leur vie dans les camps, exposés aux fatigues de la guerre, au froid, à la pluie, à toutes les intempéries des saisons, au moment de leur vie qui correspondait avec l'invasion de la phthisie.

Deux phénomènes jouent un rôle important dans la marche de cette affection : 1° la congestion pulmonaire, qui entraîne à sa suite le ramollissement des tubercules, l'inflammation du tissu environnant, la dyspnée, la fièvre, les hémoptysies; 2° les troubles dans la digestion, la nutrition, la circulation, qui concordent toujours avec le commencement de la phthisie pulmonaire.

« La diminution de la quantité des globules du sang, dans les premiers temps de la phthisie, n'est pas la cause de la tuberculisation; mais elle est, pour nous, un signe certain que cette maladie prend naissance au milieu d'un notable affaiblissement de la constitution; et, s'ajoutant à ceux fournis par l'observation clinique de tous les temps, ce signe vient encore nous éclairer dans le choix et la direction des méthodes thérapeutiques [1]. »

Si on veut bien se rappeler maintenant tout ce que nous avons dit touchant l'action révulsive, tonique, reconstitutive de l'hydrothérapie, on comprendra qu'elle peut très-bien combattre la congestion pulmonaire, et modifier les qualités du sang en maintenant dans leur intégrité les fonctions digestives. On le voit donc, ce n'est ni une *énormité*, ni une *absurdité*, de soumettre des phthisiques à un traitement hydrothérapique prudent, et il importe de relever la phthisie pulmonaire de la sentence désespérante portée sur elle.

« L'expérience a constaté que des sujets, même

[1] Andral, *Essai d'hématologie patholog.*, pag 172. Paris, 1843.

arrivés au dernier degré de la débilité, pouvaient non-seulement être soumis impunément au traitement, mais que l'oppression n'a point augmenté; qu'au contraire, les inspirations étaient moins courtes, que la toux cessait momentanément, que les sueurs et la diarrhée paraissaient favorablement influencées.

» Maintenant, quelles espérances doit-on fonder sur la guérison? N'aura-t-on qu'un palliatif? Il est évident que tous ne guériront pas. Mais est-il un seul agent thérapeuthique qui obtienne toujours des succès? Dans la phthisie, les ressources présentant une certaine valeur thérapeutique ne sont pas si nombreuses.

» Il est digne de remarque que, pendant quelque temps, la maladie paraît enrayée. La puissance d'assimilation est augmentée, et les malades peuvent supporter une plus grande quantité d'huile de foie de morue, seul médicament qui ait une action véritable sur l'état rachitique, qui agisse sur les fonctions de nutrition, le seul enfin qui ait guéri ou amendé les affections tuberculeuses [1]. »

On le voit donc, ni la science ni la raison ne s'opposent à ce qu'on applique l'hydrothérapie au traitement de la phthisie.

Puisse alors cette médication ne pas rencontrer d'obstacle de la part du corps médical ou des fa-

[1] Bottentuit, ouvrage cité, pag. 130-132. Paris, 1858

milles : il y va de la vie d'un grand nombre de malades!

Pour ébranler les vieilles opinions et la vieille routine, qu'on me permette de citer l'observation suivante, empruntée à l'ouvrage du Dr Fleury, et qui contient plus d'un enseignement utile :

OBSERVATION. — M. L..., âgé de 48 ans, demeurant à Paris, rue du Mont-Thabor, 30, est d'une taille élevée, d'un tempérament très-lymphatique. Les premiers symptômes de la phthisie pulmonaire se sont manifestés il y a huit ans, et la maladie a revêtu la forme chronique; ses ravages n'en ont pas moins été terribles, et, depuis quatre ans déjà, il existe une vaste caverne au sommet du poumon droit et plusieurs cavernes plus petites du côté gauche. Il y a trois ans, le larynx s'est pris; la phthisie laryngée a suivi également une marche chronique; mais, depuis six mois, le malade est à peu près complètement aphone, et il ne peut se faire comprendre que par gestes ou par écrit. Enfin, depuis dix-huit mois, des phénomènes d'un autre ordre et d'une gravité extrême se sont montrés. M. L... s'est plaint de ressentir de la faiblesse et des fourmillements dans le membre supérieur droit, et ces premiers accidents se sont graduellement transformés en une paralysie à peu près complète du mouvement et du sentiment. M. L... ne peut plus écrire, jouer aux cartes, et ce n'est qu'à grand'peine qu'il parvient à porter ses aliments à la bouche. L'intelligence très-remarquable et extrêmement active du malade est restée parfaitement intacte, d'où l'on a conclu avec raison que la paralysie était le résultat d'un tubercule développé dans la partie supérieure de la moelle épinière.

Depuis l'apparition des phénomènes de paralysie, les fonctions générales ont éprouvé des troubles profonds et croissants. Les sueurs nocturnes se sont montrées, et parfois le malade a de la diarrhée; mais les accidents les plus graves consistent en des accès de vomissements se reproduisant tous les trois ou quatre mois, et plongeant alors M. L... dans un état désespéré. Tout à coup, sans prodromes, sans cause déterminante appréciable, il survient un vomissement bilieux, et alors, pendant dix, douze ou quinze jours, M. L... a des vomissements continuels qui résistent à tous les moyens dirigés contre eux, et qui plusieurs fois ont fait considérer une terminaison funeste comme imminente.

M. L... recevait les soins de MM. Blandin, Chomel et Rayer, qui, après avoir épuisé les moyens usuels de la thérapeutique, en étaient arrivés, eux aussi, au point de penser et de dire qu'il n'y avait plus qu'*à laisser le malade mourir en paix.*

Au mois de novembre 1847, M. L... est pris d'un accès de vomissement qui le jette dans un état affreux; désespéré de voir qu'on ne parvient point à le soulager, il déclare qu'il veut reçourir à l'hydrothérapie, et, ne conservant de ses trois médecins que Blandin, qui est un de ses plus intimes amis, il me fait appeler auprès de lui.

Je trouve le malade dans une position affreuse, qui me jette dans une grande perplexité. Que produira l'hydrothérapie dans un cas pareil? — Rien, très-probablement. — Mais le malade ne tardera pas à succomber entre mes mains, et alors on ne tardera pas à m'imputer sa mort, destinée à avoir un grand retentissement en raison de la position officielle élevée qu'occupe M. L.... Heureux si la bienveillance et l'équité confraternelles se contentent de dire tout bas que j'ai tout au moins singulièrement avancé le terme fatal !

J'exposai franchement mes craintes à Blandin, et je lui témoignai la résolution de ne point me charger du malade.

« La question, mon cher ami, est fort délicate, me répondit Blandin. Tout d'abord, êtes-vous sûr, et à cet égard je m'en rapporterai complètement à votre affirmation, êtes-vous sûr que l'hydrothérapie, appliquée par vous, ne puisse pas produire des accidents et aggraver encore la situation du malade ? — J'en suis certain ; je ne redoute que l'insuccès. — Alors, je réclame votre intervention comme un service personnel. Arracher à M. L... la dernière planche de salut qu'il entrevoit, et à laquelle il se rattache, c'est le plonger dans le désespoir et avancer sa mort. D'ailleurs, il est à peu près certain qu'à votre refus, il s'adressera à un médecin moins éclairé, moins prudent que vous ; peut-être tombera-t-il entre les mains de quelque charlatan, et votre conscience ne vous reprocherait-elle pas de l'avoir réduit à cette extrémité ? Que craignez-vous ? M. L... n'est-il pas dans une position qui justifie toutes les tentatives ? Vous redoutez d'engager votre responsabilité ? Eh bien ! nous serons solidaires. Rédigez une consultation dans les termes et avec les réserves que vous jugerez convenables ; je vais la signer. Nous suivrons le malade ensemble ; et s'il meurt prochainement, comme cela est probable, je prendrai pour moi seul la responsabilité du traitement et de la terminaison funeste. »

Il n'était qu'une seule réponse possible à un si noble langage. J'essayai, séance tenante, de calmer le vomissement au moyen de la glace à l'intérieur et de compresses froides appliquées sur l'épigastre et incessamment renouvelées ; au bout de deux heures, il s'arrêta. M. L... passa une bonne nuit, et le lendemain déjà il put prendre deux potages.

Huit jours après, nous commencions le traitement hydrothérapique. Le matin et à quatre heures de l'après-midi, M. L... étant debout et entièrement nu, on lui jette sur le corps un drap trempé dans de l'eau froide et fortement tordu ; trois personnes le frictionnent énergiquement pendant une à deux minutes, puis le malade se fait essuyer, s'habille, et marche dans sa chambre autant que ses forces lui permettent de le faire. Les premières applications provoquent une suffocation intense, qu'on a quelque peine à faire disparaître, parce que la réaction est faible et tardive ; au bout de quinze jours, elle s'opère, au contraire, franchement, rapidement, et le malade n'éprouve plus qu'une légère oppression, qui ne dépasse point trois ou quatre secondes.

Le 15 décembre, la réaction est telle que je ne crains pas de substituer au drap mouillé des douches générales, en pluie, d'une durée de vingt à trente secondes ; elles sont parfaitement supportées.

15 janvier. L'effet produit par ce traitement est très-remarquable et frappe Blandin d'étonnement : les sueurs nocturnes et la diarrhée ont disparu, le teint n'est plus le même, l'appétit est très-vif, et nous sommes obligés de surveiller sévèrement le malade, qui, très-amateur de bonne chère, est tenté d'abuser de l'amélioration survenue dans ses fonctions digestives. Les forces ont

augmenté au point de permettre à M. L... de faire de petites promenades lorsque le temps est beau. Un changement fort important s'est également produit du côté des phénomènes locaux : l'oppression est moins forte, la toux moins fréquente, l'expectoration meilleure et moins abondante.

1er février. L'état général est si bon, que je crois pouvoir établir sans inconvénient plusieurs exutoires : deux cautères volants sont posés au-dessous de la clavicule droite; deux autres, plus petits, sur les côtés du larynx; deux autres, enfin, sur les côtés de la colonne cervicale.

La révolution de février éclate, et frappe M. L... dans ses affections les plus chères et dans ses plus graves intérêts; il supporte avec courage et énergie ce coup de foudre imprévu, et son état continue à s'améliorer, malgré les émotions, les chagrins, les inquiétudes, les courses, les fatigues qui viennent l'assaillir.

1er avril. L'état général est satisfaisant; la toux est rare, l'expectoration presque nulle; la voix est revenue, et si elle est enrouée, rauque, du moins elle permet au malade de se faire entendre; la paralysie du membre supérieur a beaucoup diminué. M. L... veut réunir à sa table Blandin, moi et plusieurs de ses amis; il a écrit lui-même ses invitations, il a parfaitement dîné, et joué au whist pendant toute la soirée.

Je prescris l'huile de foie de morue à doses croissantes, et elle est fort bien digérée.

15 mai. D'autres cautères ont remplacé les premiers. J'engage M. L... à venir passer l'été à Bellevue; mais il est tellement satisfait de son état, qu'il ne veut point y consentir, et qu'il va passer la belle saison dans une

propriété qu'il possède dans la vallée de Montmorency.

Je revois M. L... pendant l'hiver de 1849. Les vomissements n'ont pas reparu, les fonctions digestives s'accomplissent parfaitement, la voix est bonne; le membre supérieur est encore faible et d'une sensibilité plus obtuse, mais M. L... s'en sert facilement pour tous les usages de la vie. Du côté droit de la poitrine, la sécrétion caverneuse est maintenant tarie; du côté gauche, du râle muqueux à grosses bulles se fait encore entendre en plusieurs points. Deux cautères sont appliqués de ce côté.

Au mois de mai, M. L... succombe au choléra, qui éclate après une indigestion provoquée par une ingestion trop copieuse de glaces.

J'arrête ici le compte-rendu clinique de l'efficacité de l'hydrothérapie contre un grand nombre de maladies chroniques, les limites de cet ouvrage ne me permettant pas de les passer toutes en revue.

CONCLUSION.

L'hydrothérapie, c'est le mouvement, c'est la révolution, c'est le progrès médical ! Sous son influence se développe toute possibilité. Elle permet à l'organisme de réparer les forces enlevées soit par l'oisiveté, soit par l'étude, soit par la vie sédentaire, soit par les excès de toute nature; elle lui offre les moyens de lutter contre une grande partie de ces mille infirmités aiguës ou chroniques qui viennent détruire l'équilibre organique, la vie.

Mais, chacun le sait, L'IGNORANCE ET LES PRÉJUGÉS SONT LES ENNEMIS DU PROGRÈS ; il importe donc que la vérité se montre au grand jour, pour que l'hydrothérapie puisse répandre partout ses bienfaits hygiéniques et thérapeutiques, dans l'intérêt de l'humanité. — Initier le public de Bordeaux à une médication qui lui était jusqu'ici inconnue; détruire les erreurs, les craintes, les préjugés; démasquer *le mauvais vouloir, les oppositions systématiques ou intéressées* qui s'opposent à sa propagation : tel a été le but de mon livre. J'ai cherché, dans la limite de mes forces, à contribuer au triomphe de ce que je crois être la vérité. Mon travail est sans doute bien imparfait; mais que ceux-là même qui ne partagent pas mes opinions me pardonnent ses défauts, en me tenant compte des bonnes intentions qui m'ont dirigé dans ces recherches.

Après avoir résumé l'histoire de l'hydrothérapie, j'ai cherché à expliquer son mode d'action et ses divers effets sur l'organisme, se traduisant par de nombreuses médications. J'ai démontré que l'hydrothérapie pouvait, par les résultats variés qu'elle produit, remplacer avantageusement, et souvent avec une supériorité incontestable, les bains de mer et la plupart *des eaux minérales*. Je me suis surtout appesanti sur un point que je regarde comme très-important, à savoir : l'influence hygiénique et préventive de l'hydrothérapie dans toutes les saisons, dans tous les pays, sur tous les âges. J'ai prouvé que l'hydrothérapie, de même que l'équitation, l'escrime, la gymnastique, la natation, contribuerait puissamment, par son introduction dans l'hygiène de l'enfance, au développement des forces physiques et de la puissance des organes. — Jeunes gens! négligez un peu les boudoirs parfumés de nos Laïs modernes pour venir vous retremper dans l'onde pure et fraîche!

J'ai fait voir que les soins hydrothérapiques facilitent chez la jeune fille l'établissement de la puberté, de la menstruation ; préviennent l'hystérie, la chlorose, les mille affections qui menacent son adolescence ; préparent la jeune femme aux douleurs de l'enfantement, aux douceurs de la maternité.

Livrés à l'amour effréné de l'or, les hommes oublient jusqu'aux besoins les plus urgents de la santé, jusqu'aux notions les plus élémentaires d'hygiène, et ils s'étonnent du grand nombre d'infirmités chroniques auxquelles ils sont sujets. Ils trouveront, dans les sudations usitées en hydrothérapie et dans les affusions froides qui les accompagnent, les moyens d'entretenir leur peau dans un état convenable qui laisse se faire parfaitement la transpiration cutanée, cet émonctoire des impuretés du corps. Qu'ils ne l'oublient pas, les bains tièdes ne remplissent point ce but; ils énervent au lieu de fortifier.

Avec la faiblesse des mères, a dit Hahnemann, commence celle de l'homme : ces mots nous indiquent la voie à suivre pour arriver à une amélioration convenable des masses. Ce n'est pas en donnant aux femmes une éducation physique nulle qu'on parviendra à régénérer la société. — L'introduction des bains de pluie froids dans les habitudes quotidiennes pourra donner aux générations futures une force générale inconnue de notre temps, et faire disparaître peut-être pour toujours bon nombre d'affections constitutionnelles. — Tout se transforme ici bas. Les bains chauds ont fait leur temps; qu'on les remplace partout par des bains de pluie froids. Qui sait s'il ne sera pas de mode de vouloir enfin se bien porter[1]?

Pour arriver au rétablissement de leur santé, que les malades abordent franchement et avec courage les établissements hydrothérapiques; qu'ils évitent, comme dit M. Fleury, la fâcheuse influence

[1] « Rejetez, dit Rull, tous ces vêtements morbifères; baignez chaque jour votre corps dans l'eau froide et dans l'air frais; méprisez tous ces besoins factices inventés par la mollesse; demeurez simples, vigoureux, modérés, satisfaits de votre condition, jouissant des plaisirs modestes de la famille; et, soir et matin, remerciez le Tout-Puissant de vous avoir donné la santé du corps et la paix de la conscience! »

des donneurs de conseils; qu'ils ne se laissent point effrayer par l'appréhension d'un traitement bien plus pénible en apparence qu'en réalité ; qu'ils n'oublient pas que, dans les affections graves et anciennes, le traitement fait pendant la saison froide est bien plus efficace que celui qu'on suit pendant les grandes chaleurs; et, surtout, qu'ils s'arment de patience.

Est-ce à dire que le succès couronnera toujours toutes les tentatives? Évidemment non; car l'hydrothérapie n'est point une panacée universelle.

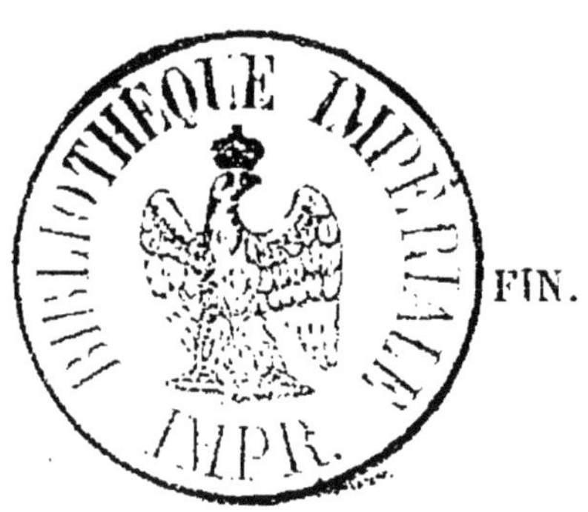

FIN.

TABLE DES MATIÈRES

PREMIÈRE PARTIE.

HISTOIRE DE L'HYDROTHÉRAPIE.

CHAPITRE PREMIER.

9*

CHAPITRE DEUXIÈME.

CHAPITRE TROISIÈME.

DEUXIÈME PARTIE.

MÉTHODE ET THÉORIE.

CHAPITRE PREMIER.

CHAPITRE DEUXIÈME.

CHAPITRE TROISIÈME.

CHAPITRE QUATRIÈME.

CHAPITRE CINQUIÈME.

CHAPITRE SIXIÈME.

TROISIÈME PARTIE.

MALADIES AUXQUELLES S'APPLIQUE L'HYDROTHÉRAPIE; CLINIQUE HYDROTHÉRAPIQUE DE L'ÉTABLISSEMENT DU BOUSCAT.

CHAPITRE PREMIER.

CHAPITRE DEUXIÈME.

FIN DE LA TABLE.

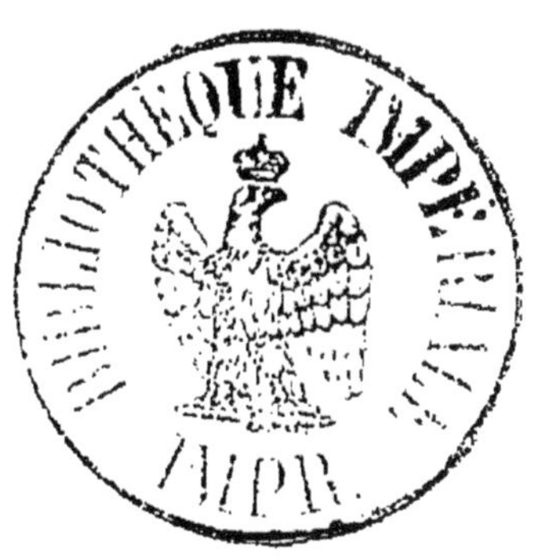

Bordeaux. — Imprimerie générale de Mme CRUGY, rue Saint-Siméon, 16.

www.ingramcontent.com/pod-product-compliance
Ingram Content Group UK Ltd.
Pitfield, Milton Keynes, MK11 3LW, UK
UKHW022050190726
13855UKWH00002B/466